この度、シュリグル・ハリババジの弟子であられる日本の相川圭子師が「サハジシャンティ」（ヒマラヤ秘教の真のヨガと瞑想の実践によって、宇宙的な愛と海のような静寂が最速でもたらされるという内容の本）を著されたことを心よりお喜び申し上げます。

今日、多くの人々が世界平和への鍵は内的な平和の獲得にあることに、そしてその基礎は愛と慈悲の心に根ざす人間の間に築かれる相互の理解と敬意であることに気づきはじめています。

私たちが今日の世界により必要としているのは霊的な目覚めであり、単なる物質的な発展ではありません。そして真の目覚めというものはシステマティックな習得と瞑想より得られるものであることを理解しなければなりません。古くから伝統的な知識として広く知られる瞑想やヨガは私達自身の内側に平和を築くプロセスの一部であり、家族のレベルからコミュニティまたその先へと広がっていきます。

私はこの本の読者にとってそれが内的な平和を築く試みの助けとなり、やがてそれが彼ら彼女らの人生の一部となって世界平和の実現に向けて貢献していくことを願っています。

ダライ・ラマ14世

はじめに

季節が変化するように、私たちを取り巻く社会環境は、日々刻々《ひびこくこく》と変化しています。そして、私たちもまた変化しています。

変化という言葉から、いったい何をイメージされますか。

変化には、良いほうに変わる場合と、悪いほうに変わる場合とがありますが、できれば悪いほうに変わりたくないと誰もが思うでしょう。良いほうに変われるのなら、しかもそれが新しく生まれ変わる「再生」となるのなら、これほどすばらしいことはありません。

変化するプロセスのなかには、必ず「浄《きよ》める」という作業があります。

たとえば、空気が汚《よご》れてくると、それを浄めていくというシステムが自然にはあります。汚れた水も、土を通っていくうちに浄化されます。小さな石ころを重ねた上から汚《きたな》い水を注《そそ》ぎ込むと、いちばん下の石からは、きれいになった水が流れてきます。そんな実験を、小学校の理科の時間にされた方も多いのではないでしょうか。最近でこそ、地下水の汚染問題がクローズアップされるようになりましたが、ひと昔前の私たちは、井戸水をそのまま飲料水として使っていました。

自然界には、汚いものをきれいにし循環させていくという仕組《しく》みがあり、それは木々についてもいえることです。枯れた葉は土に還《かえ》り、新しい木を育てる養分になり、また若いきれいな葉っぱが芽を吹いて出てくるのです。それは、ひとつのリズムであり、自然界にはそうしたリズムがあります。このようにじっくりと機《き》を待ち、新しい命を誕生させるプロセスがあるのです。

それは神の意志、宇宙の意志でもあります。

宇宙全体がそのように自然浄化の作用をし、生まれ変わって成長しつづけていくのです。それは、さまざまなところとさまざまなレベルで行《おこな》われる大きな循環のシステムです。自然界のそうしたプロセスのなかに、破壊すること、維持すること、創造することがあるのです。それらをインドの哲学ではそれぞれシヴァのエネルギー、ヴィシュヌのエネルギー、ブラフマのエネルギーといいます。

人間も例外ではありません。大きな循環では、生まれて生きつづけ、やがて死んでいきます。また、細胞のレベルでも生まれ、また死んでいく細胞があります。夜眠ることで浄化され、細胞は再生され、元気を取り戻します。それを日々繰り返しながら、成長しつづけているのです。そして人間は、生物的営《いとな》みのみでなく、神より心が与えられ、意識が発達し知識が蓄積され、心の発達とともに心の欲望が増すにつれ、いろいろなものをつくりだしてきました。

生活がもっと豊かで便利になるように、文化がもっと発達するように、すべてが効率よく動くように、美しい世の中をつくり変えていったのです。それは幸福を求めてのことなのです。

たしかに、それによって人の生活は見違《みちが》えるほど便利で豊かになりました。社会はいま、新しく生み出されたものたちの刺激でいっぱいです。

それなのに、なぜ人々はこうも疲れているのでしょうか。なぜ、いまの生活に十分な安らぎを見いだせないでいるのでしょうか。これほど便利な世の中にいながら、どこか汲々《きゅうきゅう》としているのはなぜでしょうか。もしかしたらものがあふれ知識があふれるこの便利さと引き替えに、何かを置き去りにしてきてはいないでしょうか。いまになって、便利さの代償を払わされているのではないでしょうか。

いま、人々は効率よく生きることで精一杯《せいいっぱい》の状態なのです。仕事に翻弄《ほんろう》され、遊ぶことに翻弄され、贅沢《ぜいたく》な衣食住を求めて必死になって頑張《がんば》っています。いってみれば、朝から晩までそうした目先の小さなこと、あるいは過去のことや先のことにとらわれ、翻弄されながら生きているということです。

そのようななかで、人々が置き去りにしてきたもの、見失ってきたものとはいったいなんでしょうか。

なんのために生まれてきたのか、そしてどこに行こうとしているのかといった問いは、人が生きていくうえでもっとも重要で根源的な問題です。しかし残念なことに、いまの人々はそうしたものに心を向けることができなくなってしまっています。

人々は創造の源《みなもと》の魂《たましい》を与えられ、体と心をもつ人間として、さまざまな学びを通して、大きな心と大きな愛と大きな知恵を得るために、この世に生まれてきました。心と体は、魂からパワーをいただいています。それによって、私たちは技術を開発し、科学を進歩させ、生きる術《すべ》を学んできたのです。そのことを忘れてはなりません。

本来、人は、衣食住のためにだけ生きる存在ではありません。それなのにいま、人間としていかに生きるかというもっとも重要な問題をなおざりにして、ああでもない、こうでもないとエゴを発達させ、好きだ、嫌いだなどといったマインドのレベルでのみ生きています。マインドが混乱し、人のエネルギーが混乱しているのです。

さらには、そうしたマインドに正直に生きることこそが理想であるかのような錯覚《さっかく》すら、堂々《どうどう》とまかり通る世の中になってしまっています。存在の意志である自然法則を無視し、深い叡智《えいち》の声を聴《き》かないのです。

私たち人間が本当に、神への信仰を知っていたころには、力ある存在にチャンネルを合わせることで、ブレッシングをいただき、生きていくという自然の形がありました。ところが、信仰からさまざまな宗教が生まれるようになると、それぞれのパワーの主張ややり方をめぐって、宗教同士が争うようになりました。

本質はひとつであるのに、誰もその真理に気づかず、表面上の違いだけを見て、争うようになったのです。本当に取るに足らない部分に、お互いこだわり合っています。それは組織とマインドパワーの争いなのです。それは国のレベル、政党のレベル、さまざまな主義のグループの争いとなるのです。

そうして、いま、個人のレベルもさまざまな価値観とこだわりをかかえて生きているのではないでしょうか。

それらが人々の間にいろいろな競争を生み出し、人を窮屈《きゅうくつ》で不自由なものにしてしまっているということに、気づいていません。いえ、もしかしたら少しずつ気づいているのかもしれません。そして、できれば小さなことにこだわらず大きな心で生きていきたいと願っているのかもしれません。

近代において多くの人が高度な教育を受け、多くの知識を得てきたのではないかと思います。しかし残念なことに、それがその人の純粋な心を曇《くも》らし、頑固《がんこ》さや執着《しゅうちゃく》を生み出し、心を翻弄させ葛藤《かっとう》を生じさせているなどの原因となっていることには気づいていません。気づきのない単なる詰め込みの知識は、本来の人の正しい直感を奪い取っていきます。

その結果、自分の直感で判断することを放棄《ほうき》し、本当に小さなレベルでの好き嫌いによるマインドによって判断するようになってしまったのです。あるいは、誰かの意見や考えを借り、あの人はこっちがいいといっているから、こっちがいいのだろうなどと判断するクセがついてしまったのです。

しかし、そのいずれも真理のレベルでの判断ではありません。マインドが曇ってしまっていると、真実を正確に映し出すことができないため、何が正しいのか、自分はいったいどこにいて、何をしようとしているのかがわからなくなってしまいます。つまり無知《むち》に等しい状態に陥《おちい》ってしまっているということです。

このままでは、人は一生無知のまま、つまらないこと、ささいなことや欲望によってつくりあげたものに翻弄され生きていかなければならないでしょう。しかし、それでは、この世に生《せい》を受けた人の存在は無意味なものになってしまいます。そのことに、心ある人はいまようやく気づきはじめたのです。すでにすべてを与えられている自分を信じ、自分のなかの曇りを取り除き、本来の直感力を取り戻したいと思いはじめているはずです。

ただし、思うだけでは曇りを取り除くことはできませんし、直感力を取り戻すこともできません。それには、ある体験がどうしても必要なのです。ある体験とは、自分が創造された源の存在とつながっていることを実感するために、実際に創造の源の存在に還《かえ》っていくというプロセス、覚醒と真のさとりの体験です。

人は幸福と成長を求めて生きています。本当の幸福はものの豊かさではありません。心の豊かさ、意識の進化です。さとることがこれらを満足させるのです。

それは、ヒマラヤの秘教の教え、ヒマラヤ聖者のなかの真のさとりのマスター、シッダーヨギの恩恵《おんけい》によって可能なのです。

私は、小さいころからヒマラヤに限りないあこがれを抱《いだ》いてきました。そしてあるきっかけから、幸運にもヒマラヤで修行《しゅぎょう》をし、尊《とうと》い教えをいただき、真のサマディを体験することができたのです。それがどのようなものであるかは、実際に体験しないかぎり、なかなかわかりません。ある意味で、信仰というのは、そういうものではないでしょうか。自分で身をもって体験してはじめて真理がわかるものだからです。

にもかかわらず、自分ではいっさい体験しようともせず、ただ教義や言葉による教えのみを信じることで強力な思いこみをつくり、それをあたかも真理であるかのようにとらえている人々の、いかに多いことでしょう。

そのような人たちは、思いこみをさらに強め、教典にこう書いてあるからそのとおりにしなければならないとか、師がこういっているからそうなのだろうなどと、実に狭い枠のなかに自分を閉じ込め汲々としています。だからこそ、自分が信じているものと少しでも違う教えに遭遇《そうぐう》したりすると、目の色を変えて批判したり争ったりしてしまうのです。

本来、信仰とは、そういうものではありません。私たちにとって何より大切なのは、自分はいったい何者であるのかということを、実際に自分で体験し、理解していくことにあります。人は宇宙の子であり、創造の源の存在、つまり神から生まれた存在であることを、身をもって体験していく必要があるのです。

私は、縁《えん》あって、尊いヒマラヤの秘教の教えに出合うことができました。私のマスター、大聖者ハリババジとの出会いと、そのブレッシングを得たのです。それは、本来一生かけても出会うことのできない稀《まれ》なる最高の恩恵です。

ヒマラヤの教えは私に深い瞑想《めいそう》を体験させ、私のなかのもろもろのしがらみを解かし、心を完全に自由にし、私は、アーナンダという至高なる喜びの存在となり、サッチダナンダという純粋な意識を経て、本当の自分、つまり、真の自己となり、それを超え、創造の源の存在、神我一如となったのです。それを真のサマディといいます。そしてサマディのなかに、すべてを明らかにする真のさとり、エンライトメントが啓《ひら》いたのです。

そして私は、ヒマラヤの聖者のシッダーヨギ、シッダーマスターから、日本の人々にヒマラヤの教えを伝え恩恵を授《さず》けるように告げられたのです。人々にスピリチュアリティをガイドし、瞑想を薦め、善い心と健康と幸福に導きなさいと、それが私に与えられた使命なのだと諭《さと》され、私は日本に戻ってきました。

そして私はいま、豊かな心と新しい生き方に目覚めていただきたく、こうしてあなたと向き合っています。

尊いヒマラヤの教えに出合い、実践し、真実を知ることで、豊かな新しい生き方ができます。すべてを満たす存在とつながり、体のとらわれ、心のしがらみやとらわれから自由になり、大きな心と宇宙的愛と意識の進化を得て、知恵が湧《わ》き出で、喜びの人に変容することができるのです。

それは美しい心、美しい体、美しい魂、美しい人生を創《つく》り、最高の美しい願望を成就《じょうじゅ》する実践の教えです。内側から変化し変容し、さらにはすべてを超え、すべてを明らかにし、それを知り、すべての夢や願いを叶えることができるのです。心から解放され、本当の自己になり、あなたの王国の主人となるのです。

ヨグマタ　相川圭子

目次

第3章　自らを欲望から解放する

第4章　苦しみからの解放

欲望という心の磁石、永遠でないという苦しみ

心が苦しみを引き寄せる

「もらう」回路を切断し、「あげる」ことで無心になれる

第5章　無限のエネルギーを引き出す

第6章　あなたの運命は変えられる

解脱をする

装丁・本文デザイン／轡田昭彦
坪井朋子
本文イラスト／山本加奈子
編集協力／安部千鶴子

第1章

体と心は小宇宙

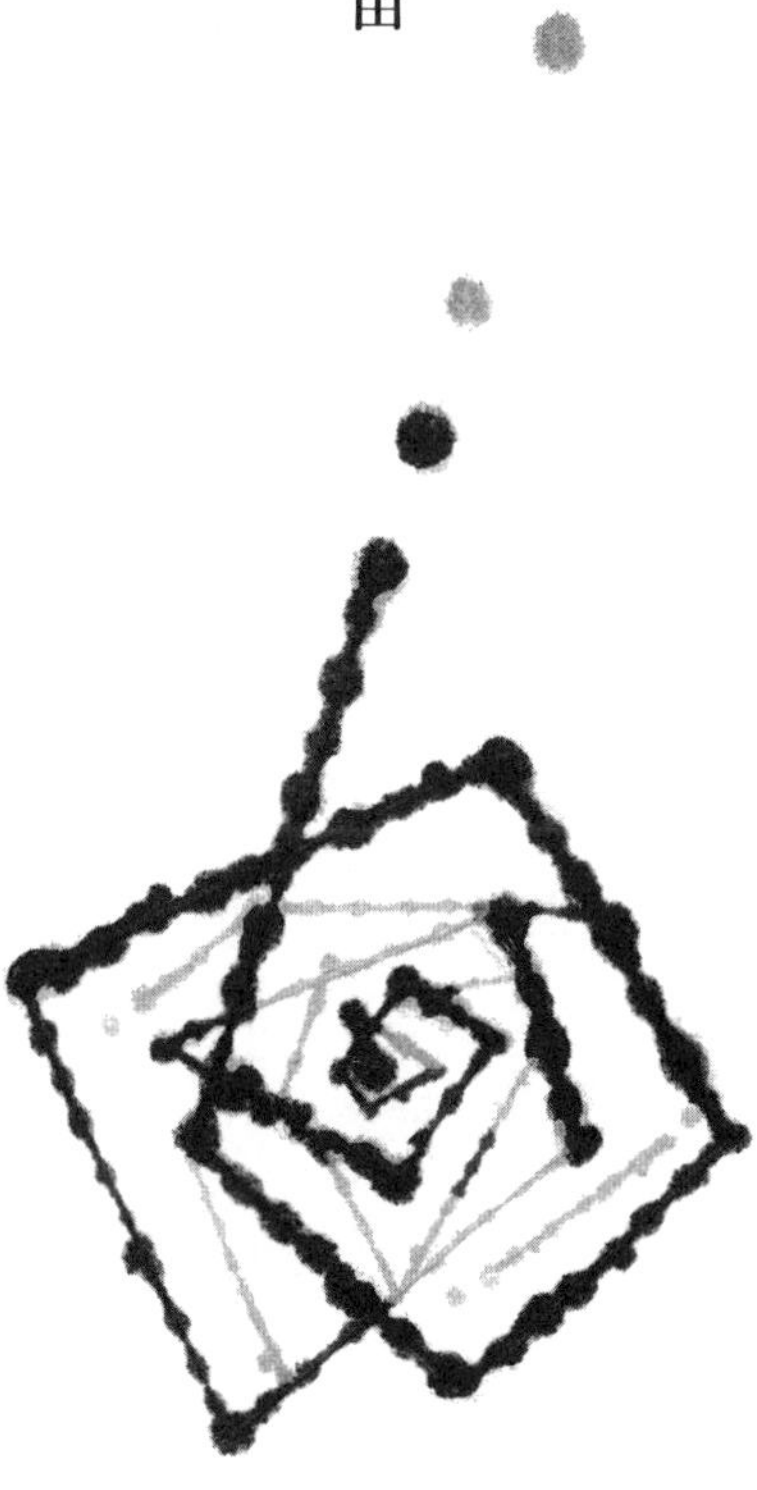

あなた自身をゼロに戻す

あなた自身を静寂のなかにおく

あなたが内側から満たされるよう、そしてバランスのとれたあなたになるために、聖なる音を、実際に声に出して唱和《しょうわ》します。

その際心がけていただきたいのは、あなた自身が空《から》っぽの竹の筒《つつ》になったような気持ちになり、その音の波動とひとつになるように意識を集中させることです。

自分のすべてがひとつになっている感覚をもつことで、あなたは非常に安定した、バランスのとれた状態に自分を導いていくことができます。

そしてしだいにあなたは、あなたがあなた自身の内側へと入っていくのを感じるでしょう。

あなたのなかの静けさを感じてください。あなたのなかの平和を、そしてやさしさを感じてください。

あなたはいったい誰でしょう。

あなたは肉の塊《かたまり》ですか。あなたは心ですか。

あなたはいったい誰なのでしょうか。

あなたのなかには何がありますか。

それは永遠のものですか。

あなたのなかの静けさを見つめてください。


あなたはいま、何もしていません。

いまあなたはここにいます。

どこにも行かないし、なんの行動もしていません。

あなたは目を閉じていますから、外からよけいな情報はいっさい入ってきません。

それでも、わずかに外の音が耳に聞こえるかもしれませんが、気にすることはありません。

そうして、あなたのなかの音を感じてください。

ふだんとは違った感じがするはずです。

あなたはいま、喋《しゃべ》ってもいなければ、何も考えていません。

ただ深く安らいでいます。

肉体も休息に入り、心も休息に入ります。

未来のことをプランするわけでも、過去のことを思い出すわけでもなく、ただ、いまのこの瞬間にいるだけです。


あなたはとても大切な存在です。

あなた自身を見つめ、あなたをもっと愛してください。

あなたのなかに愛があふれたら、まわりをもっとやさしく見つめることができるようになるでしょう。

あなたは愛の宝庫です。あなたのなかにはすばらしい宝があります。

あなたはこれまで、いつもそれを外に捜し求めていましたが、あなたの宝はあなた自身のなかにこそあるのです。

それにどうか出合ってください。

あなたの呼吸に意識を向けてみてください。
いまあなたは、どんな呼吸をしていますか。
安らかな呼吸をしているでしょう。
あなたが意識するしないにかかわらず、あなたは生きているのです。
あなたの呼吸器も動いています。
いったい誰があなたに生きる力を与え、あなたを生かしめているのでしょうか。
さあ、深呼吸をしてください。
肺のなかいっぱいに空気を吸いましょう。
あなたのなかにあるすべての細胞が生き生きとしてきます。

今度は、ゆっくり吐き出しましょう。
あなたのなかのよけいなものを全部吐き出してしまうのです。
そうして、あなた自身をすっかり解放させてあげましょう。
あなたの肩の重荷も、心のもやもやもすべて捨ててください。
あなたの頭はクリアになり、全身がどんどん軽くなっていくでしょう。

それでは、静かに目を開けてください。いかがですか。

おそらくあなたは、自分の頭がクリアになっているのを感じているはずです。

あなたはいま、静寂のなかにいます。そうして、すべては幻《まぼろし》であり何もないのだということに気づかれたのではないでしょうか。

私はいま、ご縁をいただいて、こうしてあなたと向き合い、お話しさせていただいています。

そして、あなたが本当に幸せになれるのだとお伝えできる機会を与えられたことを、大変嬉しく思います。

あなたの心が平和になり、愛と喜びに満ち、楽しく、生きがいをもって生きていくことができるように、私はいつもお祈りしています。

あなた自身の宇宙を知る

いまのこの世の中、いったいどうなってしまったのでしょう。どうして人々はこうもいがみ合い、争っているのでしょうか。何がこのような最悪の事態を招《まね》いてしまったのでしょうか。

世界中が混乱し苦しんでいます。人々は怒り、嫉妬《しっと》心、競争心を抱え、平穏がありません。

言葉の違い、文化の違いは、そこにパワーの競争を生みます。そして、自然破壊、金融危機、経済の競争が起きます。

言葉の違いからさまざまな分離が現れます。

それは、皮膚の色が白色、黒色と黄色、国、宗教、カースト、富める者と貧しい者、インテリとインテリでない人、このように世界中がそれぞれの違いで分けられ、そこにパワーの競争が起きるのです。

心はいろいろなものを分けていきます。

それは哲学をつくり、国をつくり、境界をつくるのです。

この区別が苦しみをつくり、比較をつくり、ジャッジをつくるのです。

すべては、人間のエゴ、浅はかな知恵、間違《まちが》った教育が、長い歴史のなかでもたらした結果なのです。

世界の苦しみは個々の人の心の苦しみの反映でもあります。

人は、めまぐるしく揺れ動く世の中の流れのなかで、あまりにもいろいろなことにとらわれて生きています。そのために、大変もがき苦しんでいるのです。

国のレベル、民族のレベル、宗教のレベル、社会のレベル、人のレベルと、それぞれにいろいろな心の働きがあります。いろいろな価値観、思い、考え、生き方があります。それらが相手の思いと衝突し、自己を防衛するため、喧嘩《けんか》や摩擦《まさつ》が起きる原因となります。また、自身の内側にも、つねにいろいろな思いがあり、そこに苦しみが起きています。

心の混乱は迷いです。そして戦いが起きているのです。

人は、考えの違い、違いの線引き、私というエゴで戦います。生き残りとサバイバルのための戦いです。それは勝つか負けるかの勝負です。誰もが負けることを嫌い、勝つことを望みます。勝つことで心を喜ばせ、力を得るのです。そこで、いつも相手を打ち負かそうと思っています。

あるいは戦っていないように見えても、いつも内側で相手を責め、自分を責めつづけるという戦いをするのです。そこには平和がありません。

心は分けることで、ひとつになることができず、その違いで相手を受け入れることができず、さまざまに苦しむのです。

そのことに気づき、どちらかが戦いを止《や》めたり、攻めることを止めたら、その時点で戦いは終了します。境界を外し、違いを外し、心のとらわれを外して、はじめて平和が得られるのです。

もし平和を取り戻すことができたなら、そのとき人は、平和のほうがどんなにすばらしいかに気づくでしょう。違いや勝ち負けなど、もうどうでもよいと思えてきます。そう思えたとき、はじめて自分自身の心に素直に向き合うことができるのです。

自分自身の心に素直に向き合い、静寂で平和な自分を取り戻していくうちに、自分自身の真理に気づいていくでしょう。

それは、体も心も宇宙そのものであるという真理です。

宇宙、このかぎりないもの

人の体と心は宇宙そのもの

人は歴史が始まって以来、文化の発達とともに、人生を幸福に、もっと成功をもたらすためにと、すべてのことをもっと知りたいと願い、宇宙についても探求を続け、その不思議を解明しようとしてきました。古来ずっと人間の内側の知識と宇宙の知識は、ヒマラヤ聖者の瞑想やサマディによってもたらされてきたのです。

科学の進歩とともに、その探究はさらに進んできました。

いまは、宇宙に関する膨大《ぼうだい》な情報を、本や映像などあらゆるものを通して得ることができます。しかし、本当の宇宙とはどういうものか、その成り立ちや仕組みはどうなっているのかなど、神秘の宇宙はまだまだ謎《なぞ》ばかりです。これだけ科学が進歩しても、その謎はまだすべて解明されたわけではないのです。

そして幸福の追求と開発のために、この宇宙や自然はいま、汚染され、そこによる歪みを正そうと、地震が起きたり、津波が起きたり、異常気象が起き、バランスをとろうとしています。

宇宙の引力のバランスが崩《くず》れ、小さな宇宙、原子のレベル、バクテリア、細胞のレベルも、バランスをとろうと戦っています。人間の体の60兆の細胞もそれぞれの新陳代謝《しんちんたいしゃ》を繰り返しています。組織同士のバランスが崩れ、それによって病気になるのです。それぞれのレベルで、人間社会の欲望と幸福追求の汚染によって混乱を招き、バランスをとろうとして戦っているのです。

人の体と心は宇宙そのものです。小さなひとつの宇宙です。宇宙が謎だらけということは、人の体も心も謎だらけということです。

それでも、体についてその仕組みや構造などもかなり研究され、心についてもいろいろなことがわかってきました。外から分析した心の働きがわかってきました。心と体は密接につながっています。

科学は外側からの発見で、美しい便利なものをつくるためのリサーチをしています。

外側からの知識や小さな体験から、幸福になるためにつくり出したり、処理したものは、人工的なものであり、一見幸福を得たかに見えるのですが、本当のところ自然のバランスを崩し、やがて苦しみをつくり出していくのです。

内側から小宇宙を見ます。そこにはさまざまなさらなる宇宙があり、さまざまな働きをしています。いろいろな心があり、エネルギーがあり、つねに忙しく働き、混乱していま す。心の欲望、心のエゴは、心の喜ぶものをつくり、心を強め、執着をつくり、そこには平和がないのです。

科学は外から謎を解こうとします。瞑想は内側からの発見の旅です。

瞑想は、謎だらけの体と心に気づき、探求していくことです。体と心をつくった源に還る旅なのです。心と体は宇宙そのものです。瞑想することで、それぞれのなかにある宇宙を知りつくして、混乱と無知を取り除いて純粋になり、静寂をつくり出して生まれ変わるのです。

私たちのなかの宇宙の要素を知る

宇宙である心と体を知っていき、それらを超え、本当の自己に還ることは、サマディに達することです。それはサマディへの道、小宇宙の真理すなわちすべての真理を知るさとりへの道です。

サマディとは小宇宙の創造の源の存在である自己に還り、それを超え、大宇宙の創造の源の存在、神と一体《いったい》になることです。

真のサマディは創造の源の存在とワンネスになること、究極のステージに入るのです。そこで涅槃《ねはん》、ニルヴァーナ、ムクシャ、エンライトメントが起きるのです。それぞれは真のさとり、解脱のことです。

信頼をもって真理を知るプロセスで、人はひとつひとつ混乱と苦しみから解放され、日々本質の豊かさを生きていく真のライフスタイルを得ることができるのです。

この**さとりに向かう道への第一歩は、自分自身を愛していくことから始まります。**

自分を愛するということは、自分を受け入れるということです。あるがままの自分のすべてを受け入れ、さらに真の自己を愛し信頼し、ひとつになっていくということです。そうすることで、自分のなかの分離したいろいろなエネルギーがひとつになって、そこに溶け込み、人は愛で満たされた本来の姿に戻ることができるのです。

ところが、人は、なぜか自分自身を愛し受け入れるということが、なかなかできません。それどころか、いつも他人と比較しては自分の不足を見つけ、それを人のせいにしたり、自分を責めたり、あるいはその不足を外側に求め、探しあぐねます。そうすることで、執着という大きな塊をつくっていくのです。

こだわりは、苛立《いらだ》ちと不平不満《ふへいふまん》を抱かせ、否定的なエネルギーをつくりつづけます。自分のなかを暗闇《くらやみ》にしてしまうのです。暗闇から光への道があります。無知から光明《こうみょう》への道です。死から不死への道です。否定的なエネルギーを肯定的な方向へ流れを変え、もともとの純粋な存在である本質の自己に還るのです。

サマディへの道は、苦しみから解放される道、疑いから信頼、不足から満足、自分を信頼し愛する道です。

さて人の体には骨と筋肉と内臓があり、さらに神経細胞やホルモンなどのいろいろな機能が備《そな》わっています。

インドの哲学、仏教の哲学は、人の体は5つの元素でできているといいます。宇宙には、地球という土があり、そのなかに水があり、熱という火があり、風があり空《くう》があります。私たちの体もまた土の要素がありますが、土だけでは固い塊にすぎません。カチカチになって動くこともできません。そこに水の要素があれば、体を柔《やわ》らかく動かすことができます。

水の要素は変容して火のエネルギーとなります。そこには火の要素である熱が必要です。熱のエネルギーは風の要素によって、あらゆる部分に巡《めぐ》ります。

さらに空の要素が体の部位《ぶい》と部位との間の隙間にあります。隙間がないと、体をスムーズに動かすことができません。この隙間・空間は大変重要な要素なのです。

まわりを見回してみてください。ものとものとの間には、必ず隙間という空間、スペースがあります。大宇宙の惑星と惑星の間は隙間です。宇宙スペースです。この空間、スペースで、宇宙のバランスは保《たも》たれているのです。私たちの体もまた同じです。隙間がなくバランスが保てないと、心臓が下にいき、胃が上に上がってしまうなど、実に変なことが起きかねないということです。

この体の5つの要素は、熱、火のエネルギーを媒体として、コスミックの世界という、見えない創造の源の存在から、さらにアストラルの世界を経《へ》て生まれ現れてきました。まず空として現れ、さらに風が生まれ、火が生まれ、さらに水が生まれ、土が生まれたのです。それをディセンディングといいます。それぞれの要素が体の組織の働きによって、多かったり少なかったり、また、その性質が純粋であったり、活動的、あるいはエネルギーが愚鈍であったりと、体、小宇宙を形成しているのです。

体だけでなく、すべてはコスミックワールドという創造の源の見えない世界から各レベルを経て、しだいに形のある存在として現れてきたのです。

体は小宇宙です。体には5つのエレメントのほか、太陽があり、月があり、いろいろな惑星があります。私たちが自身の心と体を知り、平和と愛をつくり出す道具としていくことが、やがて世界にも平和をもたらすのです。

小宇宙を知るためには、それぞれの体のなかの宇宙の要素を浄化して変容し、形のあるものからその生まれ出たもとに溶けて進化するアセンディングというプロセスを体験するのです。そうすることで、ストレスや欲望で混乱したエネルギーが浄められ、整《ととの》い、平和な純粋な心と体を取り戻し、心も体もコントロールでき、それらを超《こ》え、宇宙の創造の源の存在、すべてを知る本当の自己に還り、愛と安らぎに満たされ、知恵とパワーが湧《わ》いてくるのです。

私たちのなかの「土・水・火・風・空」のエネルギー

それではここであらためて、体のなかの宇宙を見つめていきましょう。

そこには5つの要素があります。

まず、肉体は地球である土の要素でできています。さらに水があり、火があり、風があり、空があります。まず土の要素のその性質は創造的な性質と破壊的な性質があり、引力があってものを引き寄せる執着の性質と、ものを分ける執着しない性質があります。これらの性質で人の体はいろいろな組織が集まり、合わさって形となって存在するのです。

土は重い性質であり、そのエネルギーは基本のエネルギーです。

豊かなものすべてを生み出す力があります。土の性質の大地にはミネラルなどいろいろな要素がふんだんにあり、植物を実らせ大きく育てます。大地は、母なる大地といい、恵みを与える存在であり、慈愛の存在なのです。母は子供に対してなんの見返りも求めない大きな愛を注ぐのです。土によって体はつくられ、その中心に、体の会陰《えいん》あたりに位置するムーラダーラ・チャクラというエネルギーのセンターがあります。

土の象徴的なエネルギーはカーリー神です。土は最後に現れた目に見える存在であり、肉体を形づくるのです。肉体は外の世界の扉となり、触れられることで感じます。

肉体には個性があり、さまざまな体験とバランスでいろいろなクオリティが発生します。老化したとか若いとか、硬いとか柔らかいなどがそれにあたります。

自身が土になりきると、土の要素がよくわかるようになります。土の要素は外から形が見分けられ、感覚を通して体験できるのです。

土の要素の肉体の内側は微細な体で、水や火、風の要素でできています。肉体の体のなか、つまり土のなかには水の要素があり、その影響のもと水が現れます。

水は土の要素よりさらにパワフルな要素です。土は水に溶け込み、水の要素のなかには土の要素が含まれています。土が変容すると水になり、感情の体となります。

水は体を冷やし、月につながっていて、スワディシュターナ・チャクラという下腹部にあるエネルギーのセンターにつながります。このセンターのパワーはヴィシュヌ（※41ページ参照）のパワーであり、水のシンボルです。

水は生命を与え、維持していきます。肉体と内側にある微細な体の橋となり、太陽と地球の関係のなかにある月のような働きの存在なのです。月のエネルギーは水に影響し、感情的、親切な慈愛の心をつくります。また、水のエネルギーの働きは、バルナデヴァという神のエネルギーです。

水は濁《にご》っている場合もあれば、さらさらと透明に流れている場合もあります。体のなかには体液があり、血液があります。体のなかの水は波をつくり、それが感情に影響し、体のなかの水のコントロールにより、感情をコントロールできます。

水のなかから、今度は火の要素が生まれます。

水が火に溶け込んでいきます。火の要素は肉体、体のなかにもあり、そこに火の要素がないと活力が出ませんし、あなたの体は冷たくなります。火の要素と肉体の関係から見ますと、火が燃えると体を熱くし、行動のエネルギーになります。あまりに激しく燃え盛ると、今度は体が熱くなってしかたありません。火は、ものを変容させる力があります。**5つの要素のなかの火は、すべてを変容させるために働いています。**火のエネルギーはアグニデヴァという神です。

そして、火の燃え方によって、あなたは行動的にもなり、静かにもなります。

火は、昼間は活性化し活動的になりますが、夜になると静かになります。また、良いほうに燃え盛れば、それをクリエイティブな方向に活用することができます。

しかし、火と怒りが一緒になると、破壊的なエネルギーになるので、注意が必要です。たとえばなんらかのパワーや超能力などを身につけようと力を強め、火の勢いを強めると、場合によっては、それが破壊的なものに活用されかねないということです。そういう意味では、火はマインドを浄めないと非常に恐いものでもあります。

火のエネルギーのなかに、濁《にご》った火があると、とくに問題です。濁った火があれば、すぐにそれを純粋の火のエネルギーに変えなければなりません。純粋のエネルギーを、サットヴァといいます。

エネルギーには、そのほかにラジャスという活動的なエネルギーと、タマスという眠った暗性のエネルギーがあります。それらのエネルギーをできるだけ浄め、それらに気づいていくことで、正しい方向に使うことができるようになります。

5つのエレメントは、このサットヴァ、ラジャス、タマスの磁石的なエネルギーが働いて、それぞれをつなげているのです。ヒマラヤ秘教のアヌグラハクリヤの秘法瞑想というのは、サマディマスターから生まれたエネルギー、アヌグラハのグレイスを含む、最速に、安全に変容させる秘法であり、サマディマスターの許可のもと伝授されるものです。さまざまな火のエネルギーを起こし、心身にすばやい変容を起こします。

サマディマスターは、初級からその人の進化に合わせた段階をおった数々のアヌグラハクリヤ秘法瞑想で、安全に効果的にやさしく心と体の各レベルの浄めを進めます。誰もが楽に変身をとげ、生まれ変わるのです。

火の要素から風が現れ、この火と風の要素からアストラルの体という、さらに目に見えない微細な体が生まれます。

アストラルの体は火と風と心につながっています。アストラルの体はサイキックな体です。へそのあたりにあるマニプラ・チャクラと胸にあるアナハタ・チャクラにつながっています。

さて、アストラルの体には火のエネルギーがあります。火はパワーがあり、ものを変容させる力が形を変えるのです。固体は火の熱で温められ、化学作用が起き、液体になり、液体は火の熱で気体になります。火のエネルギーを通してチェンジするのです。変容し、それを超えるのです。パーソナリティが変わるのです。

また、アストラルな体のなかには心が住んでいますが、心にはふたつのタイプの心があります。受け取るタイプと与えるタイプです。

受け取るのは4番目のチャクラ、アナハタ・チャクラであり、それは額、アジナ・チャクラの後ろのメンタルチャクラに伝えられ、そこでマネジメントを行うのです。受け取り、それを脳に伝え、決めるのです。

さらに、風の要素があります。**風は火から生まれ、火が消えると風が残るのです。**

風はプラーナといい、インド哲学の言葉で、宇宙にみなぎる生命力のことです。風によって、エネルギーが体の全身を巡っていきます。風がないと生命力は弱くなってしまいます。荒っぽい風もあれば、静かな風もありますが、風の質をよくしていくことが大切です。

風が嵐になると、汚いものを吹き飛ばしきれいにしてくれます。あなたのなかにある毒素も、吹き飛ばしてくれます。

風は体全体に巡ることができるように、あなたの体のいろいろなところにあります。

頭のなかの風は、ものを上に上げようとします。胸の風は、あなたを生かそうとし、中腹部の風は消化を促し、熱を与えます。下腹部の風は、ものを下に下げようとし、体のまわりや手足にある風は全身に気を巡らします。

風から空《くう》が生まれ、風が消えると空が残るのです。

空の要素からコスミックの体が生まれます。コスミックの体には空と音がつながり、アートマ、つまり魂が住んでいるのです。それにはのどのところにあるヴィシュダ・チャクラと眉間にあるアジナ・チャクラが関係します。

さらに至高なるコスミックの体があり、それは頭頂にあるサハラスララ・チャクラが関係します。それは形のない、ただ至高なる光なのです。そこで真のサマディが起きるのです。

コスミックの体のなかに空の要素があります。体のなかにも空の要素があります。

空は隙間であり、何もないということです。空によって、臓器と臓器との間に隙間をつくり、うまく全体のバランスをとっているのです。空がないと、ギュウギュウ詰めの状態となり、エネルギーはスムーズに流れていきません。自分が空から生まれてきたことを理解します。そして、空のなかにこそすべてはある、と理解するようになります。

土が水に溶け、水が火に溶け、火が風に溶け、風が空に溶ける、この、空に至るすべての溶け込むプロセス、アセンディングを体験する、すべてが生まれてきた源に還るのが、サマディへの道、さとりへの道なのです。

それには、それぞれのプロセスごとに、私たちはいったいどこから生まれてきたのか、自分というものの本質に気づいていくことが大切です。それぞれのプロセスにおいて、それぞれの対象になりきることを「サンヤマ」といいます。さまざまな超能力が現れるのです。それにもとらわれず、さらに進化をしていくのです。

ヒマラヤに行くと、いろいろな聖者がアストラルの体となって歩いているのを見かけます。あなたが修行を積み本当に浄まり純粋であると、そうした聖者たちに出会うことができるかもしれません。

アストラルの体は肉眼では見えません。アストラルの体にもいろいろな次元がありますが、彼らは自分の体をもたずに、アストラルの体で生きているのです。彼らは何も食べずとも、生きていくことができます。人には本来そうした力が備わっているのです。

※ヴィシュヌ…宇宙のエネルギーは3つの基本のエネルギーから成り立ちます。創造のエネルギーのブラフマ、破壊のエネルギーのシヴァ、維持のエネルギーのヴィシュヌです。そのヴィシュヌのエネルギーのことを指します。

心を超えてゼロになる

次に、心について見ていきましょう。

心は体の内側にあり、純粋意識に至るまでには、いろいろな心のレベルを経ていかなければなりません。あるレベルでは悲しみをかかえているかもしれませんし、またあるレベルにいくとイライラをかかえているのかもしれません。もっと複雑な問題をかかえている場合もあるでしょう。

しかし、それらは本来生まれもってきたものではありません。すべては、生まれてからあとにかかえてしまったものなのです。それほど小さいときから、いろいろな面で心を使って生きてきているということなのです。

それらのひとつひとつが、すべて人のなかに記憶され、染み付いてしまっているのです。もちろん生まれる前からずっとかかえている記憶もあります。過去生の体験の記憶をサンスカーラといいます。その膨大な記憶は、ふだんは思い出すことがないのですが、何生も何生も積み重ねた記憶が歴然《れきぜん》としてあり、人の運命に作用して、いろいろな現実の現象をつくりだしているのです。

そして生まれてからの体験の印象、行為の結果は今生のカルマ（業《ごう》）として記憶されています。それらのひとつひとつを見つめ直すことによって、**自分の記憶から否定的な思いこみを外し、解かして鎮めていくことができるなら、運命を変えることができるのです。**

内側を変容させることは容易ではありませんが、気づきをもって内側を見つめていくことで、**本当の自分、創造の源の存在に出会うことができ、そこに到達する道を発見したのが、ヒマラヤの聖者、偉大なるヨギなのです。**

その気づきや変容と超越《ちょうえつ》のテクニックをヒマラヤ秘教、真のヨガはもっているのです。これらの気づきの意識の進化は浄化させることができます。最高のサマディはすべての記憶のサンスカーラを浄化することができ、エンライトメント、光明をもたらします。

ヨガは本来体操のみのヨガを指すのではありません。ヒマラヤ秘教の真のヨガは関係性の科学、心の科学、体の科学、生命の科学であり、さらに変容の科学、超越の科学、創造の科学です。人間の生まれた源に還って、すべてを知り尽くしていく行《ぎょう》です。

サマディマスター（シッダーヨギ、シッダーマスターと同じ）は、サマディレベルからの意志の力のサンカルパによって、あらゆるレベルの最高のテクニックを創りだすことができるのです。

そして、そうした本質的なヨガをすることで体と心の内なる旅をし、存在の源泉に向かい、否定的な記憶から離れ、ピュアな心の内側に入っていき、さらにそれを超え、完全な自由な存在になるのです。

さて、ポジティブとネガティブの心について見つめてみましょう。

本来、人は悩んだり迷ったりする存在として生まれてきてはいません。しかし、あまりにもいろいろな面で心を使って生きてきているために、いつのまにかそれらはあなたと一体となり、ピタッと貼り付いて離れなくなってしまっているのです。

心はポジティブに働いたり、ネガティブに働いたりして、忙しく動きまわっています。そのため、つねにそのいずれかの心と付き合わねばならず、何もない静けさのなかになかなか浸《ひた》ることができないのです。

心には、ネガティブな心もあれば、ポジティブな心もあります。そのようにいうと、問題はネガティブな心であり、ポジティブな心は良い心だと思われるかもしれません。しかし、実はあまりポジティブすぎるのもよくないのです。

そのポジティブな心を使っていろいろなことを成功させることはできます。しかし、それによって、心が磁石的になり執着し、エゴを大きく発達させてしまうこともあるのです。エゴが発達すると、まわりが見えなくなってしまいます。ポジティブな心もまたネガティブな心と同じで、強すぎるととらわれとなり、バランスを崩してしまうのです。

もちろん、ネガティブな心をそのままにしておくのはよくありません。しかし、ネガティブな心は、ポジティブな心に変えればよいというような単純なことでもありません。

一般的に、ネガティブな心はダメな心で、ポジティブな心は良い心と思い、ネガティブな心を、ポジティブな心に変えればよいと考えるでしょうが、そのように単純にいいきることはできないのです。

では、ネガティブな心もポジティブな心もどうすればよいのか。

ネガティブに偏《かたよ》った心は、まずは気づきを深めていき、ポジティブに変えます。

対象や物ごとへの見方の視点を変えます。

心が自分を守るために敵をつくり、抵抗しているのが否定の心です。

許しと感謝を育むことが必要なのです。

さらにそれをも超えて、真んなかのニュートラルな状態にもっていくようにします。ニュートラルとはゼロの状態です。ゼロにして、心を超えていくのです。するとそのとき、なかから無限のパワーが出現します。心を超えたところに、すべてを可能にするパワーがあり、愛があり、知恵があるからです。

それらは、人のなかの輝くダイヤモンドです。そして、それが本当の姿なのです。心もなければ何もない、宇宙そのものである本当の自分、魂なのです。

このように本当の自分になるためには、まず心をつくっているものがなんであるのかに気づかなくてはいけません。

睡眠よりも深い休息の時間をもつ

瞑想で深い休息の時間をもつ

心をつくっているものは、いったいなんでしょうか。

心とは、どういうものをいうのでしょうか。

人が何かを思っているとき、それは心が思っているというとらえ方をします。悩んでいるときも、それは心が悩んでいるというとらえ方をします。

たしかに心は、好きだとか嫌いだとか、プラスだとかマイナスだとか、あっちがいいとかこっちがいいというように、つねに揺れ動き、働いています。そうして、いろんなことにこだわり、迷い、ジャッジし、言いわけをしています。

心が大きく揺れ動いているとき、人はとても苦しいと感じます。では、楽しいときや嬉しいときというのはどうでしょうか。そんなとき、もちろん苦しみを感じていません。だからといって、あまりに楽しすぎたり嬉しすぎたりするのも問題です。本当の意味でいうと、楽しみもこだわりであり、心の働きであり、次の欲望につながります。

それはそれで心に負担をかけていきます。心に負担がかかると、エネルギーはすごく消耗《しょうもう》しますから、あとでどっと疲れが出てきてしまうのです。疲れを取るには、十分な休息の時間をもたなければなりません。

すると誰もが、「それならちゃんと休息していますよ。夜は必ず寝ていますから」などとおっしゃるかもしれません。たしかに、ほとんどの人は夜寝ています。寝てはいるのですが、寝かたによっては、休息できていない場合も多いのです。私が伝えたいのは、眠りを進化させ、生まれ変わるほどの、すべてが完全に寛《くつろ》いだ本当に深い休息なのです。サマディヨギ（サマディマスターと同じ）の眠りは、毎日花に囲まれ、雲の上に寝ているような感じです。覚醒《かくせい》し、体がなくなるような感じです。ほんの3時間も眠ればよいのです。

人は睡眠で昼間の緊張を解《と》いています。ところが、あまりにもストレスの多い生活をしていると、いくら寝返りを打っても、いくら夢を見ても、緊張を完全に解くことはできません。ストレスがあまりに多すぎて、バランスをとるのに間に合わないのです。

すると、完全に休まらないまま疲れを引きずって朝を迎えることになります。そのように現代生活は、いくら寝ても完全に休まらないほど、体や心を酷使《こくし》することを強《し》いているといえるのです。

人は毎日、いろいろな煩悩《ぼんのう》を抱え、いろいろな欲望と向き合い、いろいろなものに執着して生活しているのではないでしょうか。つまり、心は、つねに騒々《そうぞう》しい一種の興奮や混乱した状態となっているということです。そうした状態は、すでに慢性的になり、固まって愚鈍《ぐどん》になっていたり、混乱していたりして、夜寝てもなかなか鎮まり浄化されることはありません。でも、ありがたいことに人はそうした心身の環境にも順応して生きる力がありますす。ですから本人もそうしたことに気づいていないのです。それは当たり前のことであると、受け入れているのです。

人は外のことに欲があり、そのことを通して幸福になりたいと思って、戦っています。自分自身が誰であるかを知ることが真の幸福であり、心を自由にし、宇宙の創造の源のパワーと真理の知恵を得て、思いのまま生きることができるということを、誰も知らないのです。それを実際に起こすことができる実践の道があり、それを知っていて、ガイドができる人がいるという事実も知りえないのです。それを体験したサマディマスターが、その道をガイドできるのです。

どうしたら興奮した心や混乱した心を正しく整え、深い休息を得て、いつまでも若くいることができるのでしょうか。深い休息、深い静寂とは、いったいどのようなことをいうのでしょうか。

水の入ったコップに泥を入れ、振ると泥水ができます。それをそのまま放置しておくと、やがて泥は沈澱《ちんでん》し、上にはまた透明な水が現れます。その透明な水は静寂といえます。さらに、沈んだ泥さえ燃やし、溶かして、変容させることによって、完全に透明な水が現れます。それこそ静寂そのものなのです。

いま、多くの人の心は、この泥水と同じ状態になっています。それならば、まずは心もしばらくの間そうっとしておけば、心のなかの汚れや泥は沈澱し、やがて透明な心がスーッと現れてくると思われるかもしれません。ところが心というのは複雑で、そうそう泥水のように簡単には透明にはなってくれないのです。

なぜなら、人はあまりにたくさんのことにとらわれ、執着して生きてきたため、それらがまるで磁石のようにぴったりと心に貼り付き、そうやすやすと剝《は》がれ落ちなくなってしまっているからです。たとえ運よくそのうちのひとつを取り除けても、そのひとつから連鎖的にいろいろな想念が湧きあがるため、心は完全に静まることができないのです。

でも、あきらめることはありません。静める方法はちゃんとあるのです。サマディマスターが心を浄めるありとあらゆる知恵をもつのです。その第一歩があります。一歩でありながら、最大の効果をもたらします。ディクシャというサマディパワーの伝授です。それは直ちに宇宙の創造の源の存在からの神聖なエネルギーで心身を浄め、バランスをとり、深い静寂に導き、リラックスさせます。さらにサマディ瞑想とアヌグラハクリヤ秘法瞑想は、日々心のさまざまなレベルの混乱を整え、執着を解き、心身を浄め、リラックスさせてくれます。サマディ瞑想は聖なる音の波動で心を浄化し瞑想を起こします。アヌグラハクリヤ秘法瞑想で、ひとたび静けさを体験できれば、これからはいつでも深い休息の時間をもつことができるようになります。さらには、望むときにいつでも、夜の睡眠よりも深い休息、つまり深い瞑想を得ることができ、生命力がよみがえるのです。

こだわりからあなた自身を解放する

ヒマラヤの教えのひとつに、心を空《くう》にするという秘法があります。

もっともヒマラヤの偉大な聖者たちには、もともと悩みがないのですが、**空っぽにもレベルがあり、それをさらに次元の違う空っぽにしてしまおうという深い教えがあるのです。**

それにはこの宇宙を創《つく》りだした創造の存在、つまり神の力を用いるのです。

それらは3つの基本のパワーで表されます。

第一に、最高の純粋な意志の力を強めます。次に知恵と気づきの力です。さらにアヌグラハのクリヤのパワーで浄め、変容するのです。これらのすべてが変容の力をもちます。

行を行い、浄め、集中力を養い、いちばん深い意志の力、つまりサンカルパという「願い」により、源の自分になるのです。サンカルパにより自由自在になりたい願いを成就します。さらには死を超えて、自分自身をゼロの状態にもっていくことができるようになるのです。

それはもはや神の領域であり、心を超えたレベルの存在としての、本当の自分の姿であり、真我といい、魂そのものです。心と体に愛を与え、力を与え、知恵を与え、無限のパワーを与える存在、それによって、何があっても揺れず、病も一瞬にして消し去り、また、癒やし、さらには不死になることができるのです。

さて、なぜ病も癒やされるのか。それは、心を超え、とらわれが外れ、根源の生命力が満ちるからなのです。

もし人が怪我をしたとしたら、一般的にどんなプロセスをたどるでしょうか。傷口から血が流れていたなら、そこを消毒し、薬をつけ、絆創膏《ばんそうこう》を貼るでしょう。病気もそうです。風邪を引いたくらいなら少し休めば回復するかもしれませんが、もし重大な病気にかかったなら、心配でたまらなくなり、あちこちの病院に行ってはいろいろな検査を受け、大量の薬を投与してもらい、場合によっては手術をしたりするわけです。いまそうすることが最大のケアであると考えているからです。そうしたケア、目に見えるケアは大切です。

しかし、本当はもう一方に裏のケアとしての本質のケアがあるのです。そこまでは誰も気づかないのですが、それはふだん考えるケアとは違うのです。目に見えるケアのみでよしとしてしまいますと、症状を抑える、痛みを抑える、そうすることで、ときとして、病気に対する不安からある種のこだわりをつくってしまうこともあります。こだわりは、執着になります。執着がどんどん大きくなると、やがて心はそれによってがんじがらめに縛りつけられ、いつも、強い弱い、あるなしの症状に振り回されたり、心配の度合いが増したり、本質を見ないで終わってしまったりしてしまうのです。次にはこだわりが執拗《しつよう》にあなたに襲いかかるようになります。そうなったときでは、もう遅いのです。

もっと本質を見つめ、裏のケアをしていく必要があるのです。表面的に対処するのみでは根本《こんぽん》の解決にはなりません。**本当のケアとは、意識そのものを変えることにあります。**意識のもち方ひとつで、傷も病も癒しを早めたり、癒やせたり、あるいは逆に悪化させてしまったりするのです。そのためには心を知っていくことです。

体を支配しているのは心です。

心を知れば、心を支配していくこともできるのです。

意識を進化させていくことで自由にコントロールできるところまでいかないと、本当のケアとはいえないのです。そのためには、まず心の訓練をして、何ごとにもとらわれず、不安にならず、こだわらない心をつくることです。

これは少し難しいかもしれませんが、けっしてできないことではありません。

心は人を喜ばせるのですが、心は人を苦しめてもいます。葛藤しています。苦しむ心、とらわれの心を滅《めっ》し、ゼロにします。すべてに感謝をし、受け入れていくこと、イエスを出していくのです。葛藤、つまり心の内外の敵をなくしていくのです。

そのためにはまずまわりを愛の目で見つめてください。愛が注がれたところには戦いは起こりません。すでに戦っているところも、やがて疲れて鎮まっていきます。それを自身の体や心に試してみるのです。

体と心を愛の目で見つめてください。それによって、これまで体や心が戦ってきたさまざまなことが鎮まっていくでしょう。そうやって、ひとつずつ気づきをすすめ、とらわれを取って、中心に戻してあげればよいのです。

やがて、本来の純粋無垢な存在、本当の自分に戻っていくでしょう。

何かに気を取られたり、気にしたりしていると、エネルギーはそこに向かってどんどん流れていきます。そうすると、心は鎮まるどころか、ますます騒々しい状態に押しやられていきます。そうならないように、エネルギーが流れていく入り口を遮断《しゃだん》してしまうのです。つまり、**とらわれているいっさいのものから、自分自身を離すのです。**

そのようにしてエネルギーの供給が途絶《とだ》えれば、とらわれていたものは、やがてかさぶたとなり、干《ひ》からび、自然と剥《は》がれ落ちていきます。そのあとに残るのは、純粋な存在だけというわけです。それこそまさに錬金術《れんきんじゅつ》ともいうべきものであり、本当に生まれ変わって変容していく技そのものといえるのです。

ここで誤解しないでいただきたいのは、生まれ変わるということは、自分自身をそっくり入れ替えることではないということです。入れ替えるのではなく、本来の自分に戻るということです。あるがままの自分になるということです。

本来の本当の自分、魂は戦うことをしません。戦わず、ただひたすら愛していきます。そのとき、自分の中心に入っていけるように、うまくバランスをとっていくことが大切です。バランスがとれないでいると、すぐにネガティブで破壊的な考え方へとつながっていってしまいます。死にたいと思い、誰かをやっつけたいと思うようになってしまうのです。

ですから、**うまくバランスをとり、自分を真んなかにもってくることができたなら、もう何ごとにもとらわれなくなります。**何かを思っても、すぐに「まあ、いいか」ととらえ、いっさいのかかわりから離れることができます。

どんなにまわりが騒々しくても、あなたのまわりだけは、いつも静寂で、光のように輝き、そのなかをスイスイと泳いでいけるのです。

第2章

本当の自分になる

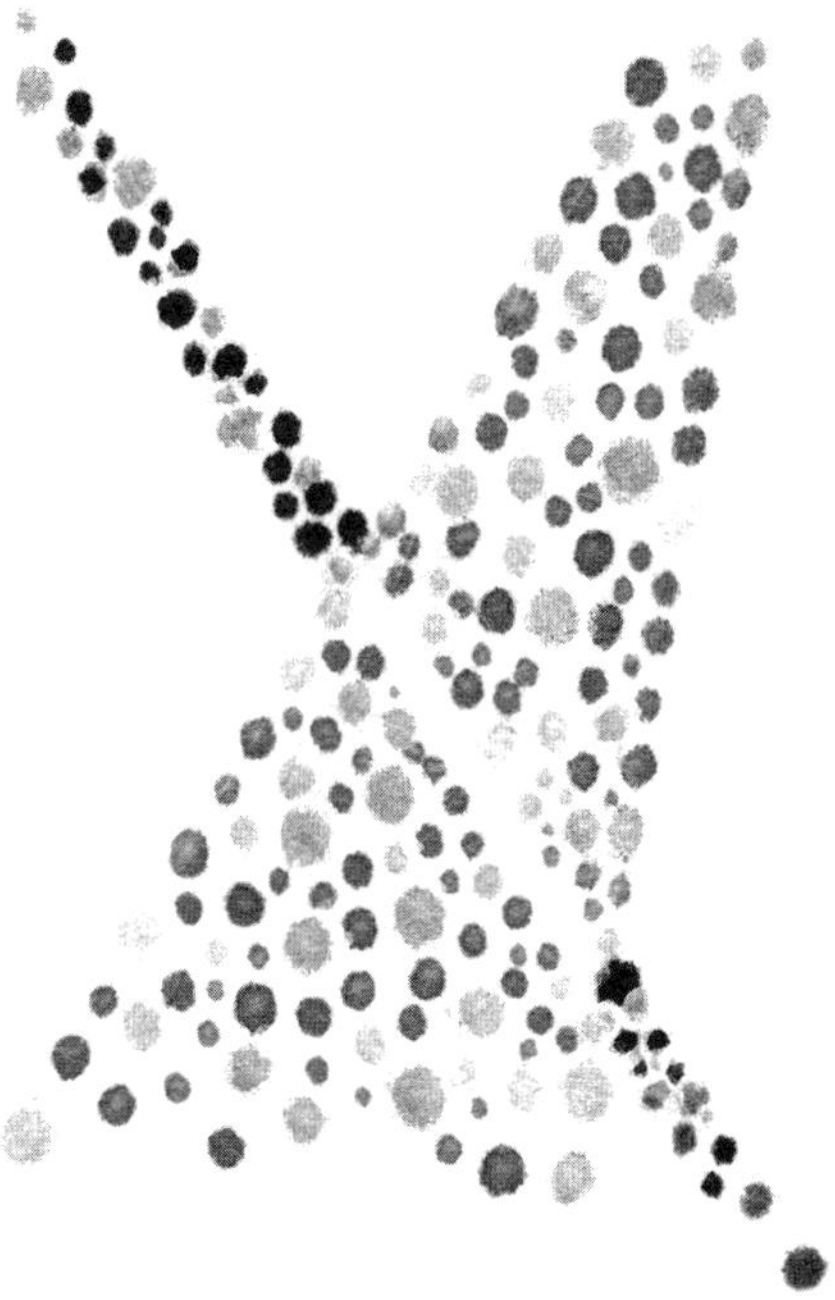

本当のあなた自身になる

あまりにも全身全霊で目標に向かいすぎると、うまくいかない

人は、いまよりももっと幸せになりたいと思っていることでしょう。

では、多くの人が思い描く幸せとは、いったいどのようなものでしょうか。

幸せになるために、いったい何をしたいと考えているでしょうか。あるいは、それをどうやって実現させていくかで悩んだり迷ったりしているかもしれません。

あなたが何かをしたい、あるいは何かになりたいのであれば、目標を立て、とりあえずそれに向かって進んでいけばよいわけです。ところが、よし、この道で行こうと進んでみても、途中でよけいな道が現れたり、曲《ま》がり角があったりすると、たちまち迷ってしまいます。この道にしようか、それともあの道にしようかと迷い、決めかねているうちに、エネルギーはどんどん分散してしまい、いつまでたっても目標を成就できません。

うまくいかない原因のひとつは、**目標に向かって、あまりにも全身全霊《ぜんしんぜんれい》で向かいすぎることにあります。**そうすることで、**逆に自分自身に緊張を起こさせてしまうからです。**

目標を成就するためには、むしろゆったりと構《かま》え、無心《むしん》になって望む方向に進んでいくことが大切です。気づきをもって、よけいなとらわれを取り除いて、自分のなかのひとつひとつのものを浄化しながら、一方創造の源の存在の、本当の自分をも目標となるようにするのです。

自分自身になったとき、目標は必ず成就します。

すべてを知る、純粋なそのレベルであれば、望むものはすべて叶えられるからなのです。そうした状態では、自分の強い意志となって、その人の望むものを与え、成功に導くのです。

しかし、とかく普通の状態では、心というものは、いろいろな思いや迷い、欲望で千々《ちぢ》乱れ、エネルギーはひとつにはなりません。とくにマイナスのエネルギーは破壊的な方向に導き、さらに病気をつくっていきます。

エネルギーには、ラジャス（活動的）、サットヴァ（純粋）、タマス（暗性）という3つがあります。

心と体にタマスのエネルギーが多くなると行動力が鈍り、いわゆる愚鈍になります。サットヴァのエネルギーはピュアですが、これが強すぎるとものすごく純粋で静かな人になっていきます。

タマスとサットヴァの両方のバランスがとれ、活動エネルギーが中心のラジャスであると、この世で成功するという、偉大なる力を発揮できるようになります。

つまり、成功するためには、ラジャスのエネルギーが流れるような状態にすることが大切なのです。

エネルギーのバランスは乱れやすく、いつもバランスがとれた状態にすることは、たやすいことではありません。サットヴァが強くなりすぎると、心が滅されて純粋になり、活動するエネルギーも出てこなくなります。しかしサットヴァは完全なるさとり、究極のサマディへ向かうエネルギーなのです。

これらのバランスをとるには、本来、長い長い本格的な修行が必要なのですが、サマディ瞑想のイニシエーションでは、すみやかにバランスがとれるのです。ディクシャによるサマディマスターからのシャクティパットで心身が浄まり、深いレベルを目覚めさせ、宇宙の根源の存在につながり、魂のレベルからすぐにバランスがとれるのです。

さらに、サマディ瞑想のもっともふさわしい波動の秘法の個別の伝授を得るのです。それは、その人のなかの粗雑《そざつ》なエネルギーを浄化して、ひとつにしていき、本来の純粋無《じゅんすいむ》垢《く》な存在である本当の自分に還してくれるのです。そして自分を超え、存在の源泉に到達することができるようになるのです。

この何よりもの幸福感で、心身を実際に生まれ変わらせ、バラ色の人生を体験していくのです。そうした純粋なレベルでの願いは実現していきます。人を成功に導き、エゴの願いではない、他《た》の人をも幸福にする願いが実現するのです。

人はカルマを浄化するためにこの世に生まれてきた

あなたは、これまで一生懸命に生きてきました。

しかし、残念なことに、その間さまざまな煩悩や欲を、いっぱいに詰め込んでもきました。それらをいっぱいくっつけて、いま、とても重くなっているのではないでしょうか。

それらを外せば、どんなに軽く楽になるかわかっていても、どうすることもできないでいるのではないでしょうか。

だからこそ、サマディ瞑想が重要なのです。毎日サマディ瞑想をすることで、あなたがこれまでくっつけてきたよけいなもの、それが何であるかに気づくことができ、それと同時に、そうしたものを自分自身だと思いこみ、大事にしながら一生懸命生きてきた自分というものにも気づけるのです。そして、そのひとつひとつを自然に内側から浄化し、本質の自己になり、すべてから解放されるのです。

もちろん、生きていくためには働かなければなりませんから、自分が望むと望まざるとにかかわらず、いろいろ煩《わずら》わしいこともあるでしょう。その煩わしいことのなかに、実に無駄なことがたくさんあるということなのです。それがストレスとなり、人間関係を複雑にしたり、人を苦しめ、生命力を弱め、病気にしてしまうのです。

ですから、心と体にくっついてしまったよけいなものを、全部外し、軽くなる必要があります。私は、体は5つの要素で構成されていると述べましたが、ディクシャを受けたり、サマディ瞑想やアヌグラハヒマラヤ秘法瞑想など、ヒマラヤ秘教の各種瞑想修行によりそれぞれの要素が浄化され、意識が進化して、人の土は栄養が満ち、水は清らかになり、純粋の愛の火を燃やし、風のように身軽に動き、何にもとらわれない、大きな空《そら》のような人になっていくことができるのです。

そうして、本当の自分、真我《しんが》に出会えるのです。

人は生まれたときは、純粋無垢そのものでした。だからといって、赤ちゃんのようになりなさいといっているわけではありません。これまで生きてきたなかで、不本意にも身にくっつけてきてしまったよけいなものを、執着や欲望を振り払ってくださいといっているのです。サットヴァにしていくのです。

私はサマディを体験しました。ヒマラヤの聖者、ハリババと出会い、ブレッシングをいただき、ヒマラヤにて厳しい修行を行い、サマディに到達しました。

サマディは、心と体を創造した源泉である、本当の自己になること、それと一体となり、さらにそれを超え、宇宙の源泉、至高なる神と一体となることです。セルフリアライゼーションから神々のさとりを得て、スーパーコンシャス、至高なる神のさとりを得ていくことです。

サマディとは、涅槃、光明、エンライトメントともいわれる純粋な意識の究極段階、究極の瞑想のステージのことです。深い瞑想によって得られる究極の境地をいいます。

真のさとりの証明ともなり、すべての感覚器官をコントロールし、肉体と心を超え、死を超え、時空をも超え、本当の自己、アートマン、つまり真我となり、さらに梵我一如《ぼんがいちにょ》、神我一如《しんがいちにょ》、宇宙と一体となるのです。

サマディを行う者は、心を完全に浄め、体を完全に浄め、その内側への旅ですべてを知り、いっさいの苦しみもなく、喜びと愛とパワーと知恵に満ち、さらにはそれをも超える存在になっていきます。

インドでは、サマディは人の進む最高の境地とされ、それをなす人はもっとも尊ばれてきました。その精妙《せいみょう》なエネルギーは、地球の磁場と人々を浄め、癒やし、幸福にすることができるのです。ヒマラヤの奥深くに住むほんのわずかな聖者にしかできない偉業です。

インドには出家した修行者（サドゥという）が2千万人以上もいます。サマディはその修行者たちのあこがれのステージなのです。インドの修行者の多くは、神のさとりを目指します。神への信仰心が強い国であり、自己は神の分身なので、神をさとることで自己のさとりも得られるとしています。修行者は一生をかけて修行をしています。それでもそこに達するのは大変難しいのです。

サマディの行は、たいへん高度であるため、実際命を落とす人も多いのです。しかし、人口十何億人の2％以上の修行者がいるといわれるインドでさえ、数百年にひとり到達できるかどうかといわれているほど、まさにあこがれの行でもあるのです。

それほど危険でもあるサマディの修行をすることによって、私は自分のなかのすべてのカルマを焼き、不死となり純粋意識となって、神と一体になり、何日も何日もサマディに没入した状態でいることができるようになりました。

そしてサマディから復活し、生まれ変わって戻るのです。それは再生を意味します。

人のなかには、本当の自分、そうした永遠の変わらない、すべてを創りだす見えないパワーの存在があるのです。

肉体と心を超えたところに存在する源の自分、さらには創造の源の存在から、再生によって、純粋な心と体を得て、またこちらの世界に戻ってきます。カルマの染みついた心と体は普通は簡単には浄化されませんが、サマディですべてを浄化することができ、軽くなるのです。洋服を脱《ぬ》ぐように心と体を外し、魂になり、再生して戻ってくるのです。つまり生まれ変わるのです。すべてを知り、知恵と愛とパワーで満ち、エンライトするのです。**人は染みついたカルマを浄化するために、この世に生まれてきたともいえます。**

日々自分自身が変容しカルマを浄化できたなら、人はもっともっと楽に生きていくことができるようになるでしょう。

潜在意識の暗闇に光を当て、カルマを消す

心の働きや思いで、体は動きます。

気分が滅入《めい》ると、体は元気であっても、外に出るのは嫌だと思って動けなくなります。反対に、誰かに褒《ほ》められたりすると、パッと元気になって外に出て行こうという気になります。このように心によって、体は動いたり動かなかったりします。

心に雑念がたくさんあると、体もまた、それによって右往《うおう》左往《さおう》してしまうのです。それ

がストレスになっていくのです。

心を正しい方向に向けて、あまり迷わず生きていければ、とても楽なのですが、外からのさまざまな情報を受けると、カルマに沿って思いが自動的に反応し、いろいろな判断や欲望が生じるため、どうしても揺れや迷いが生じます。

そのように心が騒がしい状況のもとでは、自分にとって何が正しくて何が正しくないかの判断ができにくくなってしまうのです。

心から雑念を取り除くには、心を浄めるということをしていかなければなりません。一般に、心というものは、やりたいことをやれば鎮まるというものではありません。やりたいことが、本当に自分にとって良いことなら別ですが、無駄なことや相手を傷つけるようなことならば、鎮まるどころか逆に因縁《いんねん》を生じ、混乱の種を蒔《ま》くことにもなりかねません。

それに、ただ忙しくしていても、それでは自分の豊かさは確立できません。一生懸命やっているわりに、なかなか充足感が得られないというのは、実にこういう状況を指しているのです。

心を浄めるというのは、完全なる自由を得ることでもあり、ある意味で、死への準備でもあります。いくら心にたくさんの思いのことがら、ものや人との関係をかかえていても、そうした思いすべては本来の自分のものではなく、変化するものであり、いつかは別れなければならないものと気づいていくことが必要なのです。

私が人々にプレゼントできるのは、私がヒマラヤの地で得た静けさです。平和です。すべてを生みだす力に満ちる、「何もない」という静けさです。

自由で生命力にあふれた本来の自己、真我とともにある、喜びと愛と知恵なのです。とらわれの心から自由になることが、いかに楽で、満ち足りて、幸せなことかを、あなたにも体験していただきたいのです。

ヒマラヤ秘教の教えと各種の瞑想は心を浄め、静寂をつくり、あなたを本当の自己に、真我につなげます。それはすべてを創りだす源の存在につながり、すべてを知り、すべてを手に入れること、真のさとりを得ることです。**人は、本来の自己の解放のためと、次にこの自分の魂を受け継いでくれる人のために浄めていく義務があるのです。**

人は誰もが年を重ね、やがて死んで体を脱いで、また新しい体を得て生まれてきます。これは輪廻転生といい、何億年もの間、何度も何度も死んで再び生まれ変わって進化してきたのです。

人のなかに、何生も何生もの過去からカルマ（業《ごう》）という行動の結果が積み重ねられ、プログラミングされた設計図があります。それに則《のっと》って、あなたの人生の道筋はほぼ決められています。一生懸命に生きているのに、何か満たされない、どこかうまくいかないといったことが起きてきます。

カルマには過去のカルマと今生のカルマ、まだ現れない未来のカルマがあり、人の人生に大きく影響を与え、それに則って心が動き、外にいろんな現象を引き起こしています。このカルマを浄めることで、カルマから自由になり、真の幸福を得ることができるのです。

それは人生の大切な目的でもあるのです。

まず、ヤマ（禁戒）、ニヤマ（勧戒）という心構えを正す教えがあります。良い行為、良い言葉、良い思いで、良いカルマを積むことでカルマを浄化します。つまり徳を積むことで、心と体が浄化できます。そのうえで内なる旅の瞑想に入ります。

一般に頑固な人の場合は、光が潜在意識にまで、なかなか到達しません。

頑固な人とは、エゴの強い人のことです。

ヒマラヤ秘教は変容の力が強く、その強いエゴを破壊します。

エゴもひとつのカルマであり、それを浄化する秘訣は、信頼することと素直になること。素直になることで、光は容易に入っていくことができるようになります。

カルマを根本から浄化することができ、カルマに翻弄されずに自分が自分のマスターとなり、自分の運命を自らの意志で変えることができるのです。

つねに自分自身でいること

まず自分のなかを愛で満たす

真のサマディの達成は、創造の源の愛と知恵とパワーを、人々にシェアしていくことができるということです。サマディヨギのアヌグラハディクシャ、サマディマスターからの高次元のエネルギー伝授では一瞬にして心身を浄め、あなたは深い瞑想に入っていくことができるのです。

それは創造の源の存在につながり、内側を目覚めさせます。

なかでも純粋なカルマの人、サレンダーという、自分を明け渡すことのできる人は、サマディを一瞥《いちべつ》できるのです。

それによって、自分の進む道が正しいということを、知ることができます。これまで大事だと思って守ってきたものは何であるのかを、客観的に理解でき、そこに抱えられていたものが、肉体や心の執着と気づくことで解放され、浄められていきます。自分のなかに愛と静寂を見いだし、もっと豊かに生きていくことができるようになります。そのチャンスは、望めば誰にでも与えられるのです。年齢や頭の良し悪し、健康、不健康にかかわらず、すべての人が内なる意識を進化させ、本当の豊かな人生を得られるのです。

自分自身に愛を向け、受け入れ、深い安らぎを与えることで、自分自身を満たしていきます。

人と比較せず、羨ましく思わず、人を批判せず、すべての人の幸福を願います。自分自身に満足できていないと、不足分を相手から奪うことで満たそうとしたり、自分にないものをもっている相手を妬《ねた》んだりしてしまうのです。

自分自身を満たすためには、自分のなかに井戸を深く掘り、湧きいづる創造の源の生命の水、愛と平和の水で自分のすべてが潤《うるお》うようにしてあげるのです。そのためにはまず、そこにつながりをもたなければなりません。それがディクシャという、創造の源の存在につながらせ、目覚めさせる、サマディヨギの特別なブレッシングです。

人はめまぐるしく動く社会のシステムのなかで、ときに溺《おぼ》れそうになりながら、必死に泳ぎつづけています。世界のどこかでは、いつも戦争や病気があり、押し寄せる社会不安と経済不安のなかで、人々は少しの安らぎもありません。肉体や知識やものの豊かさの反面、人々の心は荒廃《こうはい》し、真の安らぎがなく、自分自身さえ信じられなくなっています。そんな時代に、どのようにして生きていけばよいというのでしょうか。

超人にでもならないかぎり、生きていられないのです。超人になるとは意識を進化させ、心に翻弄されず、真の豊かさを確立することです。エゴという小さな欲のレベルからではなく、まわりの人に愛を伝え、平和を伝えることのできる人になっていくことです。

それには、まず**自分自身の気づきを深め、混乱を変容させ、平和にすることです。**

自分のなかを愛で満たすことです。

自分のなかが愛で満ちてはじめて、それを伝え、分かち合っていくことができるのです。

それは良い人になるための背伸びではなく、本来の自己になる、その修行の過程でできることです。能力を高め、競争に打ち勝つのみではなく、それこそ、人々に愛と平和を伝える、真の意味でのボランティアであり、本当に価値ある生き方といえるのではないでしょうか。

社会ではボランティアが美化され、その精神は尊重されています。しかし、**自分のなかが満ちていない人に、真のボランティアはできません。**ボランティアでお互いのエゴを増幅すると、あとで大変疲れます。それは真のボランティアではなく、何かやってあげたというエゴの満足、自己満足にすぎないのです。

ヒマラヤの知恵のヒマラヤ秘法とサマディ瞑想は、人のなかに宇宙の存在を教えてくれます。心と体は、小宇宙そのものです。自分のなかには太陽があり、自分を潤す生命力があります。人々の意識の進化を願い、そうなる道を知らせる姿は、人々を真に幸福にするための愛のボランティアなのです。

アンダーグラウンド・サマディでの私の「祈りの言葉」

私は、これまで毎年インドにて公開サマディを行い、世界平和の祈りを行ってきました。それは18回にもなりました。公開サマディによって人々に、人間は単なる存在ではなく、神の存在、魂の存在であり、心と体のみの存在ではないという真理を証明し、信ずる力を目覚めさせ、いつもサマディステージにあり、人々を真理に出合わせるミディアム、橋となり、そして人々の平和の祈りを捧げます。

さて、公開アンダーグラウンド・サマディは、地上との接触をいっさい遮断した地下窟で、酸素も食べものも飲みものもいっさいなく、呼吸を止め、心身をすべてコントロールし、完全に浄化した心身を超え真の自己、真我となり、神と一体となる、梵我一如である最高のサマディステージに没入し、4日間とどまるという修行です。

そして、サマディから再生し、サマディパワーで人々に愛と平和のブレッシングをするのです。人々は信頼でこのサマディとつながり、癒しと幸福を得るのです。

私のサマディパワーはいつも私とともにあります。

誰もがサマディパワーとつながり、世界平和のため、地球のバランスをとるため、ヒマラヤの知恵の瞑想を行うことで、体と心を通して、社会に貢献していくことができるのです。みんながそれを行えば、集合意識のレベルから宇宙を変え、世界を変えていくことができるのです。それはディクシャのブレッシングで確実に始めることができます。

さらに何よりも、自分自身を変えていく最高の行為なのです。

自分にとって「いい人」でなければ意味がない

尊敬される対象に、人格というものがあります。あの人は人格者だとか、立派な人格だなどといった褒め言葉には、尊敬に値《あたい》するという意味が含まれます。

では、良い人格、優れた人格とは、いったいどういうことをいうのでしょうか。

人は、何を基準に、人格の良し悪しを判断しているのでしょうか。

人格とは、簡単にいえば人柄です。人を褒めるとき、あの人はいい人だなどといった表現を用いますが、いい人とは人柄が良いということです。そして、その場合の人柄とは、親切だ、やさしい、思いやりがある、気持ちが広い、円満である、心が豊かなどといったものが対象になっています。しかもそれは、相手から好意を受けた人が感じる主観的な印象ということになります。つまり、自分に対して好意的な人＝人柄の良い人＝いい人となるわけです。

自分自身はどうでしょう。自分のことをいい人だと思っていますか。

また自分から見て、いい人とは、どんな人のことをいうのでしょうか。

どうも日本人というのは、一般にいい人を好む傾向が強いようです。たとえ、その人に何か不都合なことがあっても、あの人はいい人だからということで、問題を処理してしまうようなところがあります。そのように、いい人という表現は、一般に好意的に受けとめられる場合が多いということです。

しかし、その人にとっていい人でも、別の誰かにとっては違う印象に映ることもあるでしょう。つまり、いい人というのは、その人その人の受け取り方、価値観によって微妙に違ってきます。そういう意味では、かなり主観的なものであるといえます。

それでもやはり、いい人であるにこしたことはありません。そして、あなた自身も、おそらくいい人で「みんなから好かれる人」でありたいと思っているはずです。

ところが、みんながみんないい人になりたいと思っていると、かえってトラブルが起きるものです。いい人でいるためには、その人にとって嫌なことや不愉快なことにも目をつぶったり我慢したりしなければなりません。

それが、その人に過剰な無理を強いるとしたなら、やがてそれはストレスとなって跳ね返ってきます。また、まわりの評価ばかりが気になり、いい人であろうとするあまり、過剰な心遣いや親切で自分をいつも緊張のなかにさらすことにもなりかねません。そうこうするうち、人は、いい人でありつづけることに疲れてしまうかもしれません。

逆に自分の思ったことをいっている人は嫌われ者になったりしてしまいます。競争社会のなか、ジェラシーや優越感や落ち込みと、いろいろな心が交錯《こうさく》して、そこには多くのストレスを生じさせています。そうしたものを相手に出していったら、もちろんそれは汚《けが》れであり、受けた人は不愉快な思いをしてしまい、その結果嫌われてしまいます。

ここでよく考えてみてください。人が、誰かを指していい人だというとき、それは本当にその人の内側をよく見て判断したことでしょうか。もしかしたら、多くの人が考えているいい人とは、親切であったり、面倒見がよかったり、自分にとっての満足度が高い人を指しているにすぎないのではないでしょうか。そうした表面的な部分だけをとらえて、「あの人はいい人だ」と判断しているのではないでしょうか。

他人にとっていい人であるということは、何かになることであり、本来の自然な自分の心に強く人の思いを色づけることなのです。それに、無理をしたり、演技をすることになります。それはやがて自己のバランスを崩し、さらに不調和をもたらすのです。

つまり、まずは「自分にとっていい人」でなければなりません。自分にとっていい人になるとは、自分を愛し、良いも悪いも受け入れ、本来のあなたに還るということです。

あなた自身の本質に出会うということなのです。すべてに気づきをもってそこからの自然な調和が自分を楽にさせ、人をも安心させる、人をも幸せにできる存在になるのです。そんな成長が、より良い、無理のない自他ともに喜ばす価値ある人生になるのです。人の目を気にした、表面的ないい人になる、ではなく、本当の自分、魂になっていくのです。そのことの結果として、相手への愛と平和のシェアとなるのです。そして、本当の成熟した自分と社会をつくっていくことになるのです。

あなたはあなた自身でしかありえない

あなた自身とはなんでしょうか。

あなたはあなた自身にしかなれません。

誰かほかの人に、あなたはなれません。きれいな女優さんを見て、あのようになりたいとお化粧をして、美しく着飾《きかざ》っても、あるいは歴史的に優《すぐ》れた功績を残した人の本を読んで、こういう人になりたいと思っても、本当のところ人はその人自身にしかなれません。いい換えれば、**人は自分自身でしかありえないということです。**いかに科学が進歩しても、あなたがほかの人になり代わることはできません。ああいう人になりたいと思って努力しても、変えられるのは、せいぜい目に見える部分だけです。

人は本来の自分の良さを認めず、何か違う理想を外に求めます。人は目標を外に掲《かか》げ、ああなりたい、あのことをもっと知りたいと思い努力します。もちろんそうすることもひとつの成長です。

そういう理想の目標を掲げ、努力することはひとつの希望であり、集中であり、そのことに一生懸命であるのは、心が落ち着きます。人生はそのほとんどを、外に対象を求め、それについて知り、成長していくことに費《つい》やしています。そうした心の方向に何かを表現して、やがては心の喜びを得ます。そして、その対象のひとつと一体となり、知り尽くし、マインドは喜び、そのことで成功を得て、生きていくのです。でも、それは長つづきしません。

あなたはあなた自身について知りません。

本質のあなた自身が、もっとも自然で美しいことを知るべきです。それを目覚めさせていくのです。自分自身であることがどんなにか自然で美しく、また、それを知ることで、理想としたもの、なりたいものになれるのです。外への努力の一方、自分自身を知るために努力するとしたら、何ごとについても理解を早めることができるのです。また、なりたいと思った対象は、なぜ人をそんなにもあこがれさせ、惹《ひ》きつけたのかがわかります。その惹きつけた要素そのものが、純粋なかたちで自分の内側にあることを発見できるのです。それは心のコピーから得るものではなく、本質からにじみ出る、壊れることのないものなのです。

また、**人がどんな時代に生きようとも、その時代や環境を嫌がることは無意味です。人は縁あっていまの時代と環境に生を享《う》けている、その事実こそが重要だからです。いまの時代と環境を受け入れて生きて、なお自分探しの旅をするのです。**

自分はいったい誰なのか、どのような道を歩けばよいのだろうか、気づきながら、真の自己、魂に出会う旅をしていくということです。

そういう意味では、現代というこの時代は、誰もが平等に人間としていかに生きるべきかを選択する自由を得ているということなのです。そこにサマディへの道、真の自己に出会う旅ができる、許された環境があるということです。

第3章 自らを欲望から解放する

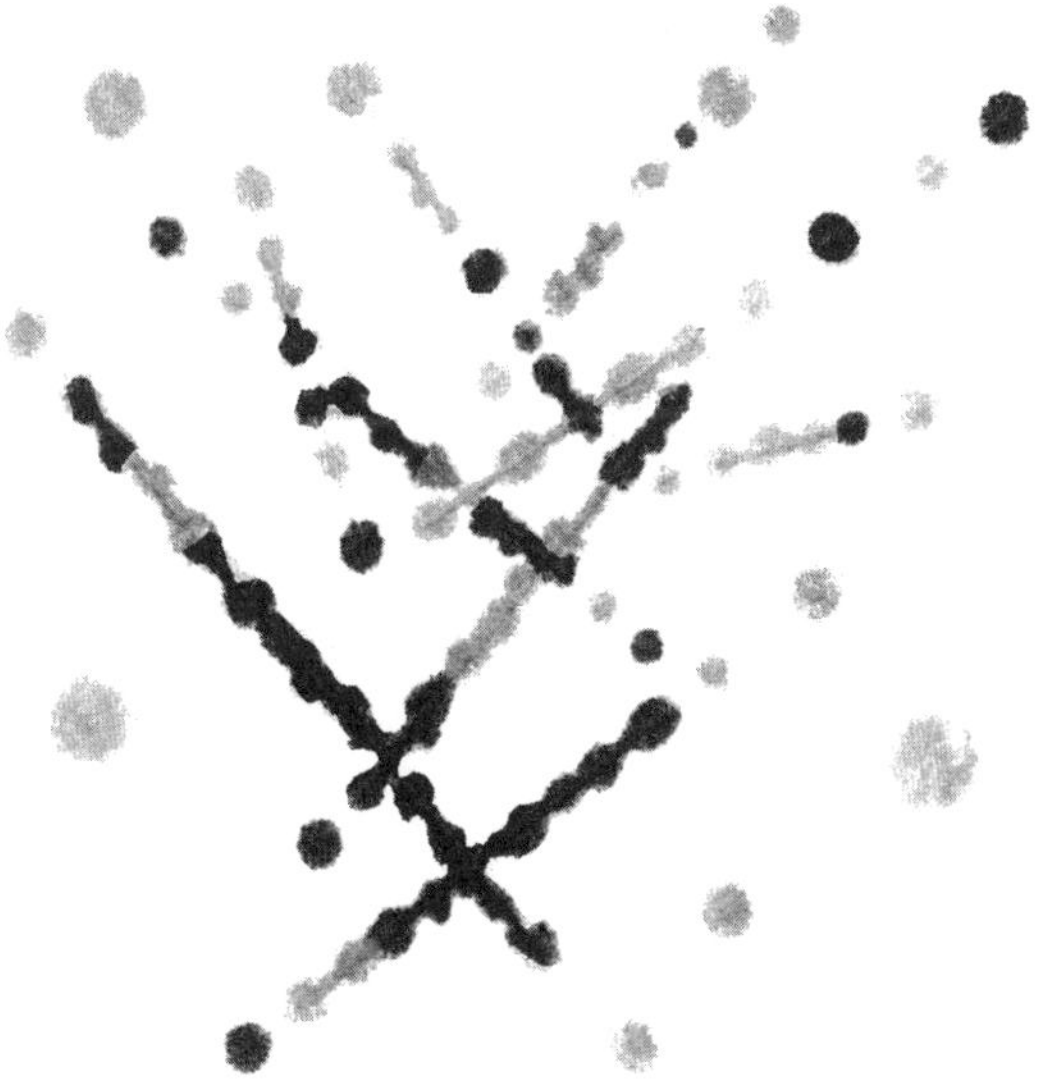

何もしない状態をつくる

心に「嫌だ」スイッチが入ると、そう簡単にオフにはできない

人の気持ちは、つねに変化しています。

曇っているときや雨のときの気持ちと、晴れているときの気持ちは違いますし、山や海など自然のなかにいるときと街の雑踏《ざっとう》のなかにいるときの気持ちも違うものです。家族といるとき、友達といるとき、会社にいるときと、それぞれ微妙に違います。それは、外側の世界から得ているエネルギーで、人の内側の世界が変化しているからです。

それは、植物でも同じです。夏に朝陽が差してくると、朝顔の花が開きます。夜に咲く花というのも、ないわけではありませんが、全体から見れば少ないでしょう。光のエネルギーによって、植物の新陳代謝が違ってくるからです。

体は小宇宙そのものですから、自然界の動きに合わせて動いていくものなのですが、植

物とは違って人間には心というものがあるため、実際には心の命じるところに従《したが》って動かされているといえます。その心というのが実にクセモノで、心は過去に体験し印象づけられた情報をもとに、すべての物ごとを判断するのです。

ですから、過去の情報は個性の違いがあり、それぞれ微妙に違うので、そのなかですべてが正しいということはなく、勘違いが多く、カルマといわれる過去からの印象や知識による価値観の違いで、いろいろやっかいなことも起きるのです。

まず、本人の思いこみが強すぎると、すべて客観的に受け取ることができず、冷静に判断することができなくなります。あるときには肯定的に考えられていたことがらも、あるときには否定的にとらえてしまい、その場その場において微妙に色づけが違ってきてしまうのです。

肯定的な情報をもとに行動すれば、良い結果も期待できますが、否定的な情報をもとに行動すると、結果もまた否定的なものになってしまいがちです。

たとえば、ちょっと「嫌だな」くらいの気持ちでも、十分否定的な情報になりうるのです。そのくらいどうってことないじゃないかと思われるかもしれませんが、**人が何かに対してほんの一瞬「ちょっと嫌だな」と思っただけで、実はその日一日が嫌になるくらい影響力は強いのです。**

心というのはストレスの蓄積があったり、複雑な回路をもっているため、いったん「嫌だ」にスイッチが入ると、簡単にはオフできないようになっているのです。

人はそうした回路につかまえられてしまわないように、本能的に気分転換《きぶんてんかん》をはかって、それを振り払っているのです。

その日一日を嫌だと思ってすごしたくはないので、気持ちを切り換えるために、スポーツや買いものや趣味の活動をしたり、カラオケに行って遊んだりするのです。それで、「嫌だ」にエネルギーが偏らないように、自分なりに調整しているのです。

こうしたバランスのとり方によって自己を防衛し、とりあえずの心を喜ばせて安心を得ているのです。しかしそれは真の調和ではありません。ただ、どんなものにしろ、何かに偏ることなく調和のとれた有り様《あよう》（状態）というのは、安心できるものです。

いつも調和のとれたエネルギーの状態に自分をおくことができれば、人はつねに安定し穏やかな状態を保ちつづけていられるのです。安定した心が、正しい行動へと導いてくれるのです。また、正しい行動が安定した心をつくるのです。安定した心とは、真の調和がもたらされたものです。正しい行動とは、好き嫌いなく、相手を生かし、自分も生かす平和な行動です。

抑圧されたエネルギーをためこまない

いまも世界では、さまざまなかたちで変化と争いが繰り広げられていますが、それと同じようなことが、実は自分自身のなかでも起こっています。

エネルギーには外に出ていくエネルギーと、内にこもろうとする抑圧されたエネルギーのふたつがあります。抑圧されたエネルギーを調整していくには、良い方向に表現をしていけばよいのですが、良い方向というのがまたわからないわけです。

たとえば、絵を描くとか何かをつくるなどの趣味や仕事や勉強があれば、それに没頭することで、自分の抑圧されたエネルギーを表現することができます。しかし、エネルギーの表現の質はなんなのかを考える必要があります。自分を高めるものであればいいと思います。また、そうした趣味と呼べるようなものがない場合や、好きなこと、何をやりたいのかが見つけられないときに、まわりとの摩擦などが行動する際に生じ、問題となります。抑圧されたエネルギーを表現する手段がありませんから、ときに怒りやイライラとなって爆発したりしてしまいます。人間関係やものとの関係で、相手と意見が違ったり、理解が浅いとき、自分から出るエネルギーのやりとりがスムーズにいかずストレスを感じます。

どんな環境にあってもストレスはあるのです。

そして知らないうちにストレスが原因でいろんな病気になっていたりもするのです。

たとえば血圧が高くなっていたなどというときも、こうしたストレスが原因の場合が多いのです。


生きることはエネルギーの交換です。

与え、受け取るやりとりがそこにつねにあるのです。

悪いものを出すと、悪いものが返ってくるのです。

エネルギーは食べものによってつくられるといわれていますが、心の状態がエネルギーを変えます。ストレスを感じ、イライラすることで、ガーッと血管を収縮させてしまうのです。生理状態は心理状態に影響し、その反対もあるのです。

ですからそうしたことに気づき、イライラしていると感じたら、それをうまくコントロールすることで、良い状態に戻していくことが大切です。ときには、怒りやイライラなどの感情を家の片づけやお掃《そう》除《じ》、仕事や趣味のクリエイティブな方向に使っていくのもよいでしょう。

一般に病気というものは、無知や欲望のカルマによってストレスが積み重なり、体に毒が充満することで起こるものです。ということは、心身を浄化しバランスを取ることでカルマを浄化して、ストレスを上手に発散させて、同時に気づきを深め、穏やかな状態を保つことができていれば、病気にはならないということです。

ストレスを上手に発散させたり、心身のエネルギーのバランスをとり、心が浄められると、生命力にあふれ若返ります。この心が浄められるということはとても重要です。

私がみなさんにお勧《すす》めしているサマディへの道、さとりへの道、真の幸福への道は、自分を最高に高める道であり、深いところから浄化し、バランスを取り、自分に気づきをもたらし、とらわれを外すことができるのです。そして効果を上げるための心の動機と修行のポイントは、否定的な心のままで修行することはできないということです。信頼と感謝の心で、はじめて良い結果を生み出すのです。

そしてヒマラヤ秘教の修行によって自分のなかがきれいになると、宇宙の力、超自然の力が働き出し、自分の願いというのがすぐに叶うようになるのです。

ゴミを製造しない心になる

人は、どこから来てどこへ還っていくのでしょうか。

いったい人とはなんなのでしょう。

それを人は、「人間の科学」「生命の科学」として、追究しつづけてきています。科学は外からそれを分析してわかろうとするのですが、ヒマラヤ秘教は、人の内側に入り、実際に変容を体験して、その根源にさかのぼり、紐解《ひもと》いて、真理を探っていきます。それですべての外側のことがらは自分自身の思いから生じているということがわかるのです。

人は、自分のなかのいろいろな思いによって、実にいろいろなレベルのいろいろなものをつくりだしています。そして必要なものをつくり、さらに良い社会をつくろうとしています。しかし、クリエイティブな良いことばかりではありません。それが外側に現象をつくりだします。その思いは、自己防衛によって、生存の欲望によって、より良く生きるために、良いことも悪いことも、聖なるものも、邪《じゃ》なるものも、何もかもをつくりだしているのです。

苦しみ、悩みを製造し、怒りを製造し、ジェラシーを製造し、悲しみを製造しています。すべて心がつくりだしたものです。そうしてつくられた心のなかの思いは活動にすぎません。そこからつくられて外に表れたものは、物質にすぎません。

しかし、それは人の本質の姿ではありません。

人の本来の存在は、サット・チット・アーナンダ略してサッチダナンダといわれる純粋意識です。

サットとは真理、チットは純粋な意識、アーナンダはブレッシング、祝福の意味であり、この3つのエネルギーでできているのが、純粋な根源に横たわる存在です。

それなのに、いま、人はそれとは程遠《ほど》いところで心とともに喜んだり、恐れたり、リラックスしたり、単に活動し、時間のなかで生きているのです。その本来の姿を思い出し、そこに戻ることができず、いろいろな心に翻弄されて生きているのです。

人間は長い間、競争社会のなかに生きつづけてきたため、心を使い、欲深くなり、必要以上に苦しみを背負《せお》ってしまったのかもしれません。しかし、人間には本来、尊厳ある能力と愛と知恵が与えられているのです。

本当の自分は誰なのか、自分を浄めることで、人は人間以上の存在である神になることができるのです。

かつてインドのヒマラヤの聖（リシ）は、苦しみを取り除いて、神性さをもつ光の人、喜びの人、知恵の人になる道を示しました。その道がヒマラヤの秘密の教えです。その道は尊く、見えない源の存在への扉を開く、秘密の教えであり、真のサマディヨギに出会わなければ誰も手に入れることができません。インドの人でさえもです。それをいま、日本にいながら学ぶ機会を得られるのです。

最近はよく、「幸福になりましょう」をテーマとするセミナーや講演会が、あちらこちらで開催され、「成功の哲学」とか、「良い心をもちましょう」「肯定的に生きましょう」ということが教えられています。それはもちろんすばらしいことです。ただし、それは心の働きをコントロールする押しつけであり、あくまでも心を強める心の働きのチェンジなのです。そのことにこだわりすぎると、必要以上に親切になったり、気を遣ったりすることになったり、こうしなければならない、ああでなければいけないと、無意識につねに緊張のなかに身をおくことになり、ある期間はその方法で成功し、効力を発揮する人もいるかもしれませんが、不自然であり、やがて疲れ切って燃えつき症候群になってしまうことにもなりかねません。

人は無意識に「私は○○をしなければならない」という言葉、「ねばならぬ」を使います。それは一見、一生懸命頑張っていて、とっても良いことのように思えますが、実のところ、その姿はけなげであり、悲愴《ひそう》です。もちろん人は怠惰《たいだ》な心に引きずられやすいので、そうした「ねばならぬ」という意欲でことを良い方向に向けつづけて、悪い癖に打ち勝つ方法も一理《いちり》あります。しかし、たとえテクニックを使ったとしても、心のレベルでの強化であり、やがてバランスを崩すのです。

本当は**気づきを深め、否定の心を浄化し、内側から自然に喜んで、強い意志で行動ができるようになっていくのが理想です。**「○○せねばならない」ではなく、自然にそのようになっていくことが大切なのです。そしてその人の波動によって、まわりの人が自然に癒やされていく、そういう雰囲気をもつ人になることが大切です。純粋な意識、サッチダナンダになることなのです。それは、サマディへの道を進み、さらにはそれに達していくことで得られるのです。

サマディとは、心を浄化し、心の執着をはずし、深い瞑想に入り、さらに心を超え、体を超え、死を超えて、本質の自分、真我、アートマンになり、さらに大我、ブラマンになるのです。そして、何にも束縛されない魂の自由、完全なる自由を得るのです。

まだ浄化されていない心を使えば、良いものをつくることができる一方、同時にゴミもつくってしまいます。ときに破滅していくのです。良いものもゴミもつきものなのです。また、良いものでも、使って飽きたらゴミになります。それこそみなさんとて例外ではありません。自分自身に飽きると、自分がゴミになってしまうのです。

サマディに出合うことで気づきが起きると、心を使うときは、さとりのレベルで気づきをもって心を正しく使い、ストレスであるゴミを出さない最高に効率の良い生き方ができるのです。愛と平和の心で、自然に、クリエイティブに、その思いは美しい心、美しい体、美しい創造をしていくのです。

病気の人は、病気にとらわれている

嫌だと思うことにかかわりつづけることも執着であり、とらわれです

人々のなかには、自分はこれまで真面目《まじめ》に一生懸命頑張って生きてきたのに、なんでこうも不幸なの、なんで病気になるの、なんでガンなんかにかかるの、なぜ……、と思いつづけている人がいるかもしれません。あるいは、自分は何も悪いことをしていないのに、どうして自分だけ損ばかりするの、人から傷つけられてばかりいるの、神様なんか信じないと不満に思っている人はいないでしょうか。

たしかにそうです。一生懸命努力して生きているのに、誰にも迷惑をかけていないのに。もっと自分を見つめてください。

生きることを楽しんできましたか?

楽しむなんて忘れて、真面目に生きてきたのでは?

そう、自分を厳しくコントロールして生きてきたのかもしれません。これまでの人生を相当《そうとう》緊張しながら生きてこられたに違いありません。そのような人の多くは、完璧主義《かんぺきしゅぎ》で、何ごともきちんとしないと気が済《す》まないタイプです。

見えないものより見えるものを信頼し、それを得ることが幸せなのだと一生懸命頑張ってきたのではないでしょうか。にもかかわらず、なぜ、こうも不幸なの、なんで病気になるの……と思っているのではないでしょうか。

そのようにして生きているかぎり、いつになっても気の緩《ゆる》むことがありません。というより、どうすれば緩められるかがわからなくなっているのです。そして自分に厳しいぶん、人にも厳しくなってしまうのです。

よく寝ながら歯ぎしりしたり、寝言《ねごと》をいったり、暴れたりする人がいますが、そうすることで自然に気を緩めているのです。しかし、あまりにもストレスが多いと、それだけではもう間に合わないのです。

そのような人の心は、さまざまなことへの執着でいっぱいです。**執着というのは、好きなもの、欲しいものに限って起こるものではありません。嫌だと思うことにかかわりつづけていることも、執着であり、とらわれです。**

病気の人は、病気にとらわれています。

借金のある人は、お金にとらわれています。

美食家やダイエット中の人は、食べものにとらわれています。人間の好き嫌いにとらわれ、人の評価にとらわれ、過去にとらわれ、失敗にとらわれています。

また礼儀作法にとらわれていたり、言葉にとらわれていたり、愛にとらわれている人もいます。さらには、人の心にとらわれるなどという場合もあります。

つまり、人がどう考えているか、どう自分のことを感じているかということが気になったり、また、自分の考え方にこだわり、それが曲げられないのです。

そのように、人というのは、どうしても外側の目に見える現象や、自分の心身の現象や心の思いに執着しとらわれてしまいがちです。それが気になっている場合と、執着していることに気づかず、そのことは普通のこととなり、そういう性格ということで、自他ともに受け入れていることが多いのです。

しかし、その**心のひっかかりが、エネルギーのバランスを崩してしまっているのです。**

一生懸命やっていても、喜べないのです。もっと深い気づきが必要です。そうした心のもち方は、曇りをつくり、生命力を弱め、人間関係をだめにしたり、病気になったり、意識のレベルが低く、人生を不自由にしていくのです。

見たくない自分を受け入れる

意識はいま、どこを向いているでしょうか。おもしろいことに、ふだん、自分が何に意識を向けているかを、自覚しないでいることのほうが多いのです。

意識ということ自体、よくわからないという人もいるでしょう。それは、何をいつも重要と考えているかがわからないということです。

そこで、意識して自分と向き合うことをしなければなりません。それは、自分自身が自分のなかに還っていくことでもあります。そのとき、そこに見たくない自分、望んでいない自分がいても、あなたはそれを受け入れるのです。

こんな私は私じゃないと思うなら、それは高望みしすぎている証拠です。

そこにいま見たものは、自分自身のいまが現れている姿なのです。

それは自分がつくりだしたものです。

そこからは逃げることなく、否定も肯定もせず、あるがままを見つめ、受け入れるのがよいのです。自分の心から生まれたひとつの自分の状況であり、そうしてバランスをとっている姿なのです。

人の心のなかにいろいろな自分がいます。そして、人は、自分の心は正常だと思っています。でも、そこには昔の恨《うら》みやら不満やらいろいろよけいなものが貼り付いたまま取れずにあります。人を許していなかったり、羨ましかったり、ジェラシーをもっていたり、不安を抱えていたり、それは大なり小なり生きているかぎり誰にでもあるものです。また、そうした性格は前生からのものも抱えているのです。

わかりたいと思って学んできた知識ですが、それが深まれば深まるほど、何かしら、なぜかしらといった疑問もたくさん湧いてきて、心が働きます。真理がわからない間はそれとともに不安は増幅《ぞうふく》され、揺れたり悩んだりするわけです。青春時代が悩める年であるというのは、実にそうした理由があるのです。

そうした**自分のあるがままの姿をそのまま素直に受け入れて見つめる、それが解放への第一歩です。**そのことで理解が深まり、素直になり、心の葛藤は起きずに鎮まっていきます。**受け入れることで、そのエネルギーは否定せず、操作されず、混乱せず、戦わず、解放に向かい、やがて自分自身が源に還っていくことにつながるのです。**

また自分自身が真んなかに戻ってくるということ、そして、よけいな自分、本当の自分でない自分は落ちていきます。

それ以上何かをつくりださないのです。

また、それによって自分というものがすごく大事に思えてくるのです。

外へと向かうスイッチを、オフにしてしまう

若いときは物ごとに一生懸命で、早くなんとかしたいと焦ったり、ずっと悩みつづけたりします。そして年をとるにつれ、そのことに疲れたり、何ごとも焦ってもすぐに解決できるものではないと、体験的に気づき、今度はあきらめることを覚えていきます。まあまあと自分をなだめ、適当にごまかしながら生きていくのも、ある意味ではあきらめのひとつです。

そして老いとともに、細胞も衰《おとろ》え、体にもいろいろな問題が出てきます。そうなると、いかに美しく死んでいくかということが、次なるテーマとなってきます。

そのとき、自分のなかに本当の安らぎと愛を見つけられたなら、何ごとに対しても不安なく、信頼をもって受け入れ、向き合っていくことができるのです。

人はどうしても何かで不安になると、いろいろなものや情報を掻《か》き集め、知識を寄せ集めて、なんとかその場を凌《しの》ごうと、取り繕《つくろ》おうとします。また、そうして集めたものを広げては、どこか豊かになったような気になっています。ところが、どんなに寄せ集めても、

それをどう処理すればよいかがわからなければ、単なる自己満足で終わるか、かえって混乱を招いてしまうだけなのです。それらは借りものの知識であり、自らの気づきがあって本当の知恵となるのです。

本当に豊かになるということは、本当の自己を知るということです。

セルフリアライゼーション、真のさとりを得ることです。

それには、**いまある心と体を受け入れ、知り、すばらしいのだと信じることです。**

ところがいま、いろいろな方向にアンテナを張りすぎているせいで、意識はつねにこっちに行ったり、あっちに行ったりと、外側をうろつき定まりません。あるいは情報を集めようと意識しなくても、自然に入ってきてしまうので、エネルギーがあちらへこちらへと、動きっぱなしになってしまうのです。

エネルギーはマイナスとプラスがあり、つねに交互に働いています。それとともに心も動きます。時間と空間があり、つねにそのなかで心が働きます。とくに心については、とらわれないように、厄介《やっかい》なものにしないようにすることが大切です。

自分のなかの何生も何生ものよけいな執着、解けだして現れる雑念を落としていかなければなりません。それは、雑念を破壊していくということでもあります。

精神統一をし、そうして、源の存在にある生命エネルギーがもろもろの心の動きや雑念を浄め解かします。

雑念は浮かんでは消え、浮かんでは消え、やがてなくなっていきます。

また、**気づきと意志の力をもって自分のなかの欲望や自己防衛から外へと向かうスイッチを、感覚のコントロールでオフにしてしまうのです。**

すると生命エネルギーが内側に満ち、あなたの内側の細胞は浄化され活性化し、さらにそこから出るエネルギーも加わって、あなたの内側に潜むガラクタを、全部解かすことができます。

それによって、あなたは海のような静けさを取り戻すことができるのです。

無心で、あるがままに

何もしない状態をつくり、きれいに染み抜きをする

人の体と心のシステムを上手に使う、それはヒマラヤ秘教の教えであり、体から心へのそれぞれの浄めと才能開発をし、さらには神とひとつになる道が示されているのです。

5つの感覚、それにつづく心があります。

無限の才能を上手に開き、それらを正しい方向に使っていこうということで、ヒマラヤ秘教の行で、心と体の行為、その体験、つまりカルマを浄め、心と体を浄化して、それを超え、さとりに達することができるのです。仏陀《ぶっだ》においても同じように、このことから八《はっ》正道《しょうどう》という道を説かれました。

8つの正しい道とは、8つのエネルギーを正しく使っていき、その奥にある真理を知る方法ということです。それは**正しく見る、正しく聴く、正しく感じる、正しく考える、正しく話す、正しく集中する、正しく瞑想する、正しく無心になる、**ということです。

そのためには、すべてに気づき、理解をもち、最終的には心を使わない、無心となり、静寂になることが求められます。

さて、たとえば喧嘩をしているとき、誰かが仲裁に入ったために、ますます混乱してしまうなどということは、よくあることです。あるいは、話し合いがこじれたとき、誰かが何かをいったことで、ますますこんがらがって、解決の糸口が見つからなくなってしまう、などということもあります。

疲れがたまっているときも同じです。蓄積した疲労はストレスになり、ストレスはビタミン剤を飲んでも、おいしくて栄養のあるものを十分に食べても、取り除くことはできません。

ストレスでいっぱいになっているときというのは、心と体は混乱状態にあります。

そういうときは、何もしないほうがよいのです。

何もしないということは、何も考えない、何も思わないということです。

そのことから心を外して、しばらくの間放置するということです。

つまり、瞑想をして自分の内側を静かに見つめればよいのです。

本来、物ごとというのは、自然の状態へと戻るものです。何も考えず、何もしないという行為によって、本来のバランスのとれた状態に戻っていくことができるのです。

とはいえ、何もしない状態をつくるというのも、なかなか難しいことです。何もしていないと思っても、頭のなかでは、いろいろつまらないことやよけいなことを考えてしまいます。あるいは、テレビを見たり、誰かと電話やメールをしたり、何かほかのことをしたりします。そうして、**何かに依存しているかぎり、深部からの疲れは回復しません。**

つまらないことを考えていようが、ぼんやりテレビを見ていようが、**何かをしているかぎり、必ずそこにエネルギーが注がれるからです。**

ですから、本当に何にもしないという状況をつくりだすというのは、大変難しいことであり、かなり高度なことなのです。

でも、それをしないかぎり、根本的な癒やしにはなりません。

こうした気づきが心身を癒やし、安らぎを与えます。また、何か行動していると、心はその行動とともにあるのではなく、さらにいろいろな方向に心を働かせ、ストレスをよけいにつくってしまいます。そうした行為を見つめながら行為することで、行為や、また、心の働きから生まれるストレスを積まないことができるのです。

それができるのは、気づきの行動の瞑想です。行動を気づいているのです。思考は放っておくのです。

また、座って行う瞑想にはヒマラヤ秘教の各種瞑想があります。アヌグラハクリヤ秘法瞑想はすみやかにその状態に導きます。そのクリヤ瞑想によって、あなたは本当に何もしない状態をつくりだすことができ、エネルギーのバランスを整え、ストレスを取り除き、疲れを回復していくことができるのです。それが、あなた自身をあらゆることから守ることにつながるのです。

体のなかには7万2000の川のようなエネルギーの流れがあり、それだけのエネルギーの働きがあります。それぞれの川は、それぞれの源流にたどり着きます。

さらに、その108の源流は、13の源流から流れ出て、さらに3つの大きな川の流れになり、最後にスシュムナーの川の流れ(※)から、海になるのです。

無限の海からの多くの支流の流れは、ヒマラヤ秘教の瞑想の秘法により、再び無限の海に還り、すべてがそこに目覚めて横たわる大いなる静寂を出現させるのです。

宇宙の源の存在、創造の源の存在、そこに本当の純粋な自己の姿、真我が、何もしない心の働きを超えたところに現れるのです。

※体の背骨のなかにある目に見えないエネルギーの流れ。

●気づきの瞑想

気づくことでとらわれが外れ、本当の自分になり、心からの自由を得ます。
あなたの肉体を見ます。頭を見ます。両手を見ます。
脳を見ます。背中を見ます。
お腹、両足と、体全体を見ます。
ゆっくり見つめます。
ただ見つめます。
体はいったい何なのか、気づきを深めます。
心についてそれを行います。
感覚についてそれを行います。
そして静寂を見つめます。
静寂のなかに入っていきます。
深呼吸をして、意識をこの室に戻します。

どんな状態であろうと、どこにいようと、無心で、あるがままに

人は衣食住を維持するためには働かなければなりません。ここで重要なのが、働いていることは本当に自分のやりたいことなのかどうかです。

芸術家は、いつも自分の好きなことをやっているといえますが、それでもそれが仕事になるとストレスとなっています。また、一般的なサラリーマンやＯＬにとって、会社での仕事は、本当に自分のやりたいことではないことのほうが多いのではないでしょうか。

自分の好きなことを仕事にできればいちばんよいのですが、それには自分はいったい何がやりたいか、何をして生きていきたいのかということが、わかっていなければなりません。どんなこともいまあることに学びとして立ち向かい、コツコツ行っていくことで、さらなる興味が湧いてきます。そういうなかで、自分がいったい何を表現していくかということも重要になってきます。それが、自分も喜び相手も喜ぶようなものであるのなら、最高の生き方といえるでしょう。

たとえば、会社で電話一本取るにしても、気づきをもって行います。自分の状況のバラ

ンスをとっていくということです。そして、「もしもし」という言葉に苦手の心ではなく、愛と慈愛を表現することができるはずです。それによって電話をかけてきた相手の気分がよくなりますし、あなた自身も嬉しくなります。ここでいう愛は、純粋な愛、とらわれのない宇宙的な愛のことです。

とりあえず、まず愛する。愛からはじめます。

同じことが、お掃除にもお料理にもいえます。嫌いな心ではなく、すべて愛をもって行うということが大切です。お金を節約し、いかに短い時間でおいしいものをつくるか。それを、愛をもって考えます。いかに手際《てぎわ》よくきれいに整理整頓《せいりせいとん》をし、片付けたり、お掃除ができるか、愛をもって実践します。道を歩いているときも、いかに調和をもって楽に美しく歩くかとか、歩くことを楽しむ歩き方とはどういうものかと考えます。太陽の恵みに感謝して歩くだけで、あなたは生き生きと輝いてくるはずです。

つまり、そこに愛があれば、人は何ごとも喜びや楽しみに変えていくことができるのです。まず生きがいのある仕事があって、それを自《おの》ずと好きになり、愛し、仕事で充実するという考え方から心を変え、あるものから行っていくのです。

何か外の対象に依存するのではなく、自分自身に目を向けるのです。自分の本質のクオリティ、執着のない宇宙的愛に意識を向け、すべてにそれを広げていくのです。

たとえ好きな芸術やスポーツ、あるいは趣味であっても、それは感覚や心、肉体のレベルのことであり、時間のなかで動き、心のなかで動くものであり、それに何々せねばならぬというプレッシャーがかかったなら、大なり小なりのストレスはあるものなのです。人が本質と純粋な愛でつながることは、それらを超えることであり、内側から満ちるのです。

そのように、**つねに愛を表現していくことを、けっして忘れてはいけません。それは人の生きる目標そのものだからです。**

愛をもって知恵を出し、不平不満をいわず、無心になり、クリエイティブなことを目指すのです。要はその人の気持ちのもち方ひとつなのです。

そして瞑想は、そういう学びを教えてくれるのです。これは愛の気づきの行動の瞑想でもあるのです。相手のこと、仕事や自分自身について心配したり嫌ったりせず、見返りのない愛をもつのです。このことをカルマヨガといいます。

そこに動きと時間があっても、無心で行動するのです。その結果にこだわらないのです。つねに慈愛の心をもって行動するのです。

学びは、さらにあります。ある人を見て、この人はいろいろ困難をかかえて大変そうだと思ったときには、逆に大変そうだと思わないようにするのです。同じように大変なときというのは、みなさんにもあるでしょう。会社でいろいろストレスを受けているときも大変だし、家庭生活がうまくいっていないときも大変です。体が弱っているときも大変ですし、精神的にいろいろな悩みを抱えているときも大変です。

また、仕事がいくらうまくいっていても、その結果、誰かを敵にまわすなどということにでもなれば、やはり大変です。そのように、どこにいても問題は山積《やまづ》みしているといえます。

また、人は誰しも体の調子が悪かったりすると、消極的になります。できればコンディションの良いときに、交渉をしたい、話したいと思います。しかし、そういうときも、学びのひとつととらえ、そういう状況で人や自分がどうリアクションをとるかを知る絶好の機会と思えばよいのです。

たとえ人やあなたがどんな状態であっても、どこにいようとも、まわりや自分の複雑さや混乱を心配など否定的な心となってチャンネルを合わせるのではなく、そうしたエネルギーを離れ、無心になってあるがままの自分を表現していくことが大切です。

そうして、ひとつひとつ学んでいくなかで、なんの形態にもとらわれずに、本当に信頼と慈愛だけを出していく付き合い方というものが、いかにすばらしいものであるかということに、気づいていくのです。そのためには、純粋な、無心の心になることが大切なのです。

第4章

苦しみからの解放

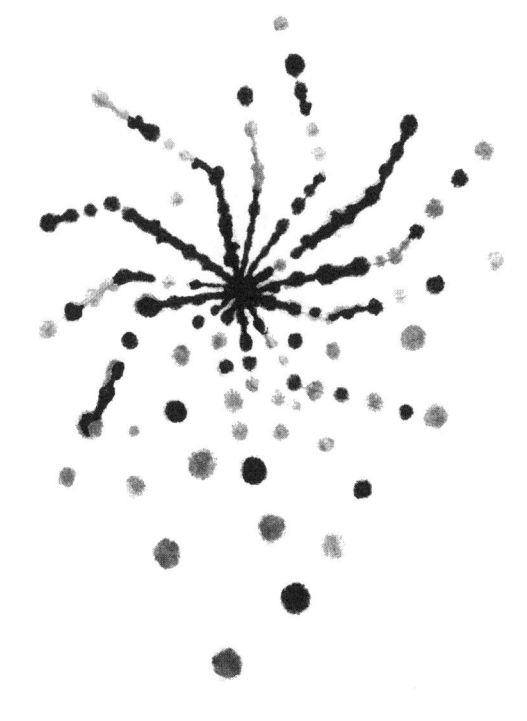

欲望という心の磁石、永遠でないという苦しみ

人の苦しみはどこから来るのか

自然は、さまざまなかたちで、私たちに恵みをもたらしてくれます。晴れた日は、太陽の光がさんさんと降り注ぎ、すべての生きものに温《ぬく》もりとエネルギーを与えてくれます。雨は、地上を潤し生きものの生命を育て、私たちの肉体を維持してくれます。そうした恵みのなかで、いろいろなものが誕生し、自《みずか》らの生を終えて死へと向かっていく。そうした営みが、営々《えいえい》と繰り返されてきています。

また、宇宙にはさまざまな惑星があり、地球上のすべてのものは、その恵みとともに太陽のエネルギーと地のエネルギーという大きなふたつのエネルギーによって、絶えず変化をしています。そういう変化は、私たちにとって必要だから起きているわけです。しかし、地球を離れ、宇宙空間に飛び出せば、そこにはもう雨はありません。光と闇の世界が広がっているだけです。

人の苦しみというのは、いったいどこから来るのでしょうか。

不思議なことに、深い瞑想を体験していきますと、心にちょっと雑念が浮かんだだけでも、なんとも騒々しく感じられるものです。一点の曇りでさえも煩わしく思えてきます。それをさらに超えると、何ものにもとらわれることのない人になれるのです。

人間は神のような創造する心の力を与えられました。心が発達し、いろいろなリサーチを行い、いろいろ人工的なものをつくりだし、この世を人間にとって便利な世の中にしてきました。ところがそれは人間にとってのエゴの幸福であり、自然環境が破壊され、不自然さが生み出され、あちらこちらにそのひずみで苦しみが増しているのです。

そしてその心は、幸福にするためのクリエイティブばかりではありません。心は内外に敵をつくり、その混乱と複雑の心は人を翻弄し、苦しめているのです。

多くの人は、いろいろなものに、良いことも悪いことも執着し、こだわり、とらわれて生きています。なかでも苦しみにとらわれると、にっちもさっちもいかなくなってしまいます。

苦しみとは、見て聞いて嗅《か》いで味わって触れることで起こる刺激が、波となって心に押し寄せてくることです。それは、過去のことがらが引き出されたり、未来に思いを馳せたり、いろいろにかたちを変えながら繰り返し押し寄せてきます。

人は、つねにそうした波に煩わされながら生きているといえるでしょう。

ここでやっかいなのは、波が内側めがけて押し寄せてくる、それをあたかも自分自身であるかのようにとらえてしまうことです。ところが、人がそう思うことで、さらに激しい波を誘い出してしまうため、もっともっと苦しくなってしまうのです。

しかも苦しみのなかにいるかぎり、人はそこから出ることができません。

つまり、いまのままでは、生きているかぎりそこから逃《のが》れられないということです。

生きることそのものが苦しみだからです。

内側のカルマ(※)を理解して、解かしていかないかぎり、それは繰り返されるのです。

最大の苦しみは、死を迎えることです。

必ず死は訪れます。死によって、自分の肉体を手放さなければなりません。と同時にそれはいろいろな人との別れであり、今までつくり上げたものを失うのです。それはすごい苦しみです。

ふだん、人は自分に死ぬときが来ると思ってもいません。

しかし、すべての人に死は訪れるのです。

ヒマラヤ秘教が導く深い瞑想をしていきますと、心と体のなかのすべての働きが止まり、時間と空間を超え、自分自身になる、そこには完全なる静寂がある、サマディといわれる究極の意識状態の瞬間に出合います。それは、ある意味で生きながら死を超えることでもあるのです。

サマディへの修行は死を超える修行であるので、その先に絶対なる幸福があるとしても、誰もが恐怖で立ち向かうことができません。

ですが日本において行われている短期間の合宿でのアヌグラハ・サマディプログラムでは、深い心と体の浄化を起こし、調和をはかり、ふだん絶対に見ることのない深いレベルでの自分の本性を見ることができるのです。それは心と体の苦しみや死の恐れからの完全なる自由の姿です。

※カルマとは、心と体の行為とその結果であり、それらの印象は、心と体に刻まれ、その人の運命に作用しています。

変化することにとらわれ、苦しみの波を呼び起こしている

人の心と体は、絶えず変化しています。ずっと健康でいられると思っていても、あるとき突然病気にかかります。あるいは家族の者が病気になったり、災《わざわ》いごとが起きることも

あります。病気にかかれば不安になりますが、病気が治ったら治ったで、このままずっと健康が維持できるのだろうかと心配になるものです。そのように、たしかなものは何ひとつありません。それが苦しみの波となって、心に押し寄せてくるのです。

また、誰もがいつまでも若く健康でありたいと願っています。誰もがやがて老いていくものだと、**永遠ではなく変化していくということが、苦しみの思いの波となって押し寄せてくるのです。**

愛もまた変化します。人は誰かを愛しているとき思います。一生この愛は変わらない、愛しつづけていけると。ところが、いつしか自分の気持ちが変化していきます。それと同じように、相手の気持ちも変化していくのです。

そうして、前の状態を望み、失われた愛を取り戻そうとあがき、ついにこの世に永遠の愛などないということに誰もが気づいていきます。それを悲しんだり受け入れなかったりということが、苦しみの思いの波となって押し寄せるのです。

感動もそうです。あのときあれほど感動したことが、ときが経《た》つにつれ感動できなくなっている自分に気づき愕然《がくぜん》とします。そして、あのときの感動はどこへいったのだろう、もう一度あの感動を味わいたいとあなたは思うのです。感動できないのは、そのことにあなたの心が馴《な》れてしまったからなのですが、それに気づかずなお追い求めようとするから苦しいのです。

そうやって、一事《いちじ》が万事《ばんじ》、心の真理、性質を知らず、心を自分と思い、変化することにとらわれては、あなたのなかに苦しみの波を呼び起こしているのです。

すべては生まれ、しばらく存続し、やがてその動きは衰《おとろ》え死んでいくのです。

ものも心も変化して表出しては消えていくのです。その存続することに愛着があるとき苦しみが増します。また、変化することは崩れることであること、そして再びものが生まれるという真理に気づかないと、それを憐《あわ》れみ、苦しみます。

変化すること、新しいものが生まれることは、新しい苦しみではなく、新しいチャンスなのです。この自然の法則を受け入れ、苦しみに思うのではなく、苦しみにとらわれない意識になる修行が必要なのです。

私たちを苦しめるもの・肉体と心の欲望

いま、人は、いったい何を苦しいと感じているのでしょうか。

たとえば、嫌いな人とずっといるのも苦しいと思ったり、嫌いなものを受け入れなければならないのも苦しいものと思うかもしれません。病気になったり痛みがあると苦しみます。欲しい欲しいと欲望にとらわれているときも苦しいですが、それが手に入らないとわかればもっと苦しいと感じます。飢《う》えていれば、食べものが得られないことが、最大の苦しみとなるのと同じです。

ものの豊かさが幸福をつくるとして、人はいろんなものをつくりだしてきました。その結果、現代はものが豊かになり、日本人の場合、衣食住にはこと足りているわけですから、普通に生活していくためのものを、ほぼ手に入れていることになります。

それでも、それだけでは足らずに、いつも何かを欲して生きています。いや、ものがあふれているからこそ、さらに良いもの、新しいものをと欲望がエスカレートしていくのです。そういう意味では、日常においていろいろな苦しみを体験しているといえるのです。

だからといって、そのさまざまな苦しみがいったいどこから来ているのかとか、苦しんでいるのは、はたして心なのか、本当の自分自身なのかとか、自分は苦しむために生まれてきたのか、などというところまで、掘り下げて考えようとする人はあまりいないでしょう。

しかし本当は、そのくらい**深いレベルで、苦しみというものを見つめていくことが重要なのです**。そうして、生きていくこと自体が苦しいのだと気づいて、はじめてそこから抜け出そうという意欲が湧いてくるのです。

それに気づかないと、人は永遠に苦しみから逃れることができず、苦しみとともに生きつづけなければなりません。

人生とは苦しみが伴《ともな》うものとそれを受け入れ、あきらめ、開き直る生き方もあるかもしれません。しかし、そうやって苦しみの輪廻《りんね》のなかで、同じ過《あやま》ちを繰り返すならば、それは無知であり、無明《むみょう》であるということです。

それはあたかも目を閉じて見ることができない、何も知ることができない生き方であり、この世で、真理がわからず目を覚ましていないということなのです。

また、たとえものへの執着や欲望がなくても、知識への執着があります。まわりのことがらを知りたい、わかりたい、そのことで自分が満たされると思っているのです。

心のさまざまなこだわりに気づき、他のものについての知識ではなく、真我について知ること、真理に出合わなければ、本当に豊かな人生を歩むことはできないのです。

心が苦しみを引き寄せる

私たちを苦しめるもの・欲望に限りはない

肉体が人を苦しめているのと同時に、心もまた人を苦しめています。

とくに欲望はすべての苦しみの原因であるといってもいいでしょう。

そのようにいうと、そんなに悲観的に考えなくても、人生それなりに楽しいじゃないか、恋もすれば、おいしいものもあるし、それで十分じゃないか、苦しみだって、永遠につづくわけじゃないしと、思われるかもしれません。

たしかに、人生には楽しみも苦しみもつきものなのだというとらえ方をすれば、それですんでしまうかもしれません。しかし、苦しみとなると、楽しみとは少し違ってきます。

過去において苦しいときがあったように、将来においても苦しいときがあるのではないか、そのときはどうすればよいのかと、いつのまにか潜在的な不安をつくりだし、安らぎを奪っているのです。それは心とともにあるかぎりつづくのです。

本当の安らぎは、不死をわがものとすることによってのみ得られるものです。インドでは、不死つまり究極のサマディに入ることは最高のステージ、すべての行者のあこがれのステージです。

聖者仏陀もまた苦しみから脱却するために、不死という最高のステージを目指して修行をしました。そして、自分のなかに、何が本当のものなのかと気づきを深めることで、さまざまなとらわれと欲望を次々と浄化して削ぎ落とし、最終的に生の欲望をさえも、削ぎ落とすことができたのです。

すべての苦しみは、心の欲望から生じています。欲望があるから、こんなにも苦しいのです。欲望が集まれば集まるほど、苦しみもまたどんどん集まっていきます。欲望と心は、お互いに引きつけ合う磁石のような状態になっているのです。そのため欲望がいったん心にピタッとくっつくと、苦しみもなかなか離れていきません。

心が欲すると、そちらのほうに自然と足が向き、それを得るために行動を起こします。代価として、お金を払うこともあるでしょう。そうやって、欲しいものを手に入れると、今度は、いつまでも抱えていたいと思います。絶対に離すまいと、しがみつく人もいるかもしれません。

やっかいなのは、欲望はとどまるところを知らないということです。これで終わりということがないのです。もっと欲しい、もっと欲しいと、欲望は欲望を生み、次々と新しいものを求めます。

そのうち、なんでもかんでも欲しくてたまらなくなっていきます。そんなふうに、本当に小さいころから、そういう回路を使って生きてきているのです。そのため、手に入れたものを、なかなか手放すことができません。手放すことに慣れていないのです。

たとえば、子供は、自分のおもちゃを、お友だちに貸してあげることが、そうたやすくはできません。それなのに、お友だちのもっているおもちゃは、欲しくてたまらないのです。だから、おもちゃ屋さんに行って、その子がもっていたのと同じおもちゃを見つけると、買ってと駄々《だだ》をこねたりします。

もっとも、そこで買ってもらえる子供は幸せでしょう。しかし、買ってもらえなかった子供の場合、そこで満たされなかった思いが、トラウマとして残ります。それが、欲しいという欲求を、ますますエスカレートさせていくのです。

子供のころに戦争だった人は、食べ盛りの成長期に思うように食べられなかったわけですから、それがトラウマとなっています。そのため、中年になり豊かになると、豪遊をし、贅沢三昧《ざんまい》な食事をしがちです。長い間抑圧されていた欲望は、叶えられる環境が整ったことで一気に爆発します。そうしなければ、心を平和にできないからです。

でもそれはよく観察すると、本当は心を平和にするどころか、欲望という苦しみを、ずっとかかえて生きていくことになるのです。

なぜならば、欲望というものには終わりはないからです。もっと欲しい、もっと欲しいと、欲望という磁石は心に貼り付いたまま叫びつづけます。そうして、ますます増殖していくのです。なぜならそれを手に入れたときの心と感覚の解放感、満足感が中毒となっているのです。

苦しみは心が引き寄せるもの

多くの人は子供のころからつねに何かを与えられたり、欲してきました。欲しがって、もらうことを期待しています。自ら何かを与えるという発想がないのかもしれません。それは、それまでの人生において、分かち合ったり与えるという学びと練習をしてこなかったのです。子供時代は弱い立場なので、つねに守られ保護され、望むものは与えられてきました。

そんななかで、与えられることに慣れ、生まれてからずっとさまざまなことがらを与えられて成長してきました。それは面倒を見てもらうことであったり、知識だったり、ものであったり、チャンスであったり、ほめられることであったり、あるいは愛であったりします。多くのものが与えられ、その、もらっているということさえ気づかないほど自然です。つねに与えられることが当たり前であり、それが執着となり、一方、自らもさらに欲しいという欲望につながっていきます。

さらに、自ら与える、あるいは先にやるということは出しゃばりであると、抑えられていたかもしれません。自ら意識的に良いものを出したり、表現していくという行為が恥ずかしいという恥の文化のため、出づらくなっているのかもしれません。もちろん、与えるのではなく与えさせていただくという、謙虚なとらわれない心へと進化していくことが必要です。

なかには、与えては損だと思ってしまう人もいます。そのような人は、与えてもらうことに、異常な執着を示します。人と比較をし、人がもっていて自分がもっていないと苦しむのです。そしてそれを得ようとして頑張るのです。そのため、ときには奪ってまでも手に入れようと思ってしまうのです。

たとえば、不倫などに見られる男女の異常な恋愛です。相手の女性なり男性なりを自分のものにしてしまいたいとの心の不足を埋めるための欲望が、そうした行動に駆《か》り立てるのです。

社会には、モラルや秩序を守るために、ルールのようなものが設《もう》けられています。かつての聖者、ラーマは、道徳の道をつくることによって、秩序を保とうとしました。ヒマラヤの秘教には、ヤマ、ニヤマの道徳の教えがあります。

たとえば、イスラム教の女性はベールを被《かぶ》り、ほかの男性の目に触れないようにしています。そのようにして、ムダな色恋沙汰が起こらないようにしているのです。イスラム圏に限らず、どの宗教にも、国にも、民族にも、それぞれ婚姻制度があり、固有のタブーがあります。それらによって、欲望をコントロールし、社会の秩序を保っているのです。

それが、最近は、自我の確立とか、心の解放とかで、表面的な自由主義がはびこり、なんでも思いのままに表現することこそ自然ですばらしいと主張する人たちが増え、これまで守られてきたモラルや秩序は形骸《けいがい》化されつつあるようです。そうした人々の主張が、理性的で相手への思いやりがある場合はすばらしいともいえますが、あくまでもそれは理想であり、現実にはそれによってトラブルを起こすケースがあとを絶ちません。

それらのことは、エゴや欲望を満たすだけでは、本当の幸せは得られないということを教えてくれています。

私たちはもっと気づくべきなのです。どんな欲望も同じです。欲望が満たされれば、たしかに気分は良いものですが、そのときが過ぎれば、また新たな欲望に心が突き動かされるということを。**欲望を満たすことで得られる満足感や喜びは、本当に一過性のものにすぎない**ということを。

それに、欲望というものには、与えたら必ず返してほしいというギブ・アンド・テイク的な要素があるため、いつまでたっても途切《とぎ》れることがありません。

与えるだけ、あるいは捧《ささ》げるだけという無償の愛は、いまや人々の心から消え失せてしまったかのようです。

残念なことに、多くの人は、すべての欲望というものが、実は苦しみの種《たね》となって、重くのしかかっているという事実に気づいていません。欲の対象を見つめ、それを追い求めることに忙しく、その欲望の心のからくり、真の姿を見る、見つめることがないからです。つまり欲望と無知が苦しみをつくるのです。

その**苦しみは、けっして外から来るものではなく、自分の心が引き寄せているもの、自分がつくりだしているもの**であるということを、私たちは忘れてはなりません。

「もらう」回路を切断し、「あげる」ことで無心になれる

苦しみをつくりだす貪瞋痴《とんじんち》

人間のもつ苦しみのひとつに、嫉妬心があります。

自分には手に入れることができないものを誰かが手に入れたり、もっていたりすると、あこがれや賞賛がある反面、落ち込んだり、悔しがったり、妬《ねた》んだり、怒ったり、イライラしたりする心があります。

それは嫉妬心から来るものです。人に対しての嫉妬心、相手のもっているもの、家柄、お金、美、能力、すべてに対してそうした心が大なり小なりあり、自分がもっていないことが不満であったり、不安であったり、悲しみであったり、自信のなさであったり、自己否定であったりと、つねに人と比較をして、いろいろな苦しみにつなげているのです。

心に嫉妬心があるかぎり、平和はけっして訪れません。

いろいろな才能、人、健康、家族に恵まれている人、ポジティブな人は、ふだんは自分

のなかに嫉妬心や落ち込む心があるなどと気づきません。そうした人でも何かを失ったとき、バランスが崩れ、落ち込んだり、悲しむ心を体験するのです。

心はつねにプラスの思考とマイナスの思考をもっているのです。誰もが潜在的にそうした反対の心をもっているのです。心はプラスとマイナスの働きでバランスをとっています。嫉妬心から離れて、自分に満足する心をもったり、相手の幸福を喜ぶ訓練が必要です。マイナスからプラスに変える切り替えの心の訓練です。さらにはそれを超えていく心の訓練が必要です。

仏教に貪瞋痴《とんじんち》という言葉があります。

これは、**3つの根本的な煩悩のことであり、三毒とも呼ばれています。**

貪とは、通常は貪《むさぼ》るという意味ですが、仏教ではとくに好ましい対象に対する強い執着《しゅうじゃく》（通常はしゅうちゃくですが、仏教用語のときにはしゅうじゃくと読みます）である貪愛《とんあい》を指します。

必要以上のむさぼりの欲望は、心や感覚の肥大であり、それに翻弄され、混乱し、麻痺《まひ》した感覚で正しい感じ方ができないのです。

瞋とは目を剝《む》いて怒ることで、瞋恚《しんい》というと激しい怒りの意味ですが、仏教ではとくに「自分の心に逆らう者を怒り恨む」という意味で、瞋《しん》という言葉を使っています。日本では古くから仏教用語の意味でこの言葉を使っていて、『太平記34』に「瞋恚強盛の大魔王」という表記が見られます。

人は生まれも育ちも違い、感じ方、考え方が違うのです。それを理解し見つめることが必要です。そうでないと、その違いのぶつかりで怒りが湧き、感情に振り回され、自分も相手も苦しむのです。

痴は、愚痴だとか音痴というように使われている言葉ですが、仏教では「根本の真理を知らない」無知、無明という意味になります。痴なる人は、つねに自分を欲のなかにおいているわけです。欲に振り回され、心に振り回され、欲がなんであるか、心がなんであるか、創造の源の存在である真の自己を知らず、苦しみとともにあるのです。

この三毒の渦のなかで輪廻転生を繰り返しているのが、普通の人間の姿です。このことに気づかない人がほとんどなのです。一生次から次へと欲にとらわれ、苦しみつづける人生を歩むことになります。なぜ苦しむかの気づきは大変難しいのですが、苦しみがなくなり、楽になるためには、真理に気づかなければなりません。

苦しみから自由になるために、まず最初に行っていくことで簡単な方法があります。

ヒマラヤ秘教の3つの教えです。

あれもいけない、これもいけないと**欲を抑えるのではなく、気づいていくことが大切で**

す。さとりから得た知恵を聞き、自分を豊かにします。そして、意志の力を集中によって高めます。人のなかの欲へと向かう回路、さらにエネルギーを、秘法や瞑想によって浄めます。そのクセを解き、欲が自然に落ちるようにしていきます。**与えるという回路を開通させ、進化させる**のです。すると、ずっと使いつづけてきた欲へと向かう「欲しがる回路」は使用停止となっていくのです。

なんでもかんでも**抱え込む回路から解き放って自由になる回路、要らないものを捨てていく回路に切り替える**のです。捨てるというよりは、源の存在に捧げる行為として進化するのが望ましいのです。

そうする一方、それを行いやすくするために、まず五感に意識を集中します。五感とは視覚、聴覚、嗅覚、味覚、触覚です。それらに集中するといっても、逆のやり方で集中していくということです。見ないようにし、聞かないようにし、嗅《か》がないようにし、味わわないようにし、触れないように自分を仕向けていくのです。見ると欲しくなりますから見ないようにし、聞くと悩んでしまいますから、聞かないようにするということです。

とはいえ、いくら聞かないように意識を集中させても、スイッチひとつでオンにもオフにもできるというものではありません。聞かないようにしようと思っても、つい聞いてしまうこともあるでしょうし、味わわないようにしようと思っても、つい味わってしまったりするものです。
それに、臭《にお》いを嗅がないようにしようとしても、鼻の穴にドアなどありませんから、どうしても臭ってきてしまいます。マスクをすれば、いくぶんか防ぐことができ、防毒マスクのようなものをすれば、完全にシャットアウトできるのかもしれません。しかし、通常は、どんなに嗅がないようにしようとしても、どうしても臭ってくるものです。

私たちの五感は、もともと外側のものをキャッチするためのものであるわけですから、それは自然なことなのです。それらが自分の本当に望むところからの感覚への刺激ではないことが多くあり、心を悩ませるのです。あるいはムダに使っています。そうした執着からの反応をしないようにするのです。

それは、心の気づきと知恵による冷静さが感覚をコントロールすることにつながります。まず冷静にその感覚を見つめます。その感覚に反応しないよう、とらわれないようにするのです。それこそは**感覚の統制という修行です。**また、**感覚を浄化し、心を浄化することで、やがて自然に感覚の統制が起きるのです。**

感覚が鈍くて刺激がないのではなく、感覚が浄められ、もちろん正常に働いているのですが、むしろ感覚は研ぎ澄まされ、より機能が良く、ただそこにあり、静かに対象を見守っているということが起きるのです。それは感覚につながる心が浄化され、ムダな欲望がなく、純粋な心になると起きます。

さらに、いらないものを浄化すること、善なる思いやりの心や体の行為を捧げることなど行うのです。そうして心が空っぽになったとき、リアクションせず、ただ対象を見つめることができるのです。

もらう（奪う）回路を切断する

人の感覚器官は、どこもかしこもつねに開きっぱなしの状態になっています。

そこに意識を向け、プラーナが働くと機能し、少しでも早く情報をとらえようとしています。そこにはさまざまなものが無差別に入り込んできます。何かフィルターのようなものがあって、良い情報だけを取り入れ、悪い情報はシャットアウトするような仕組みがあればよいのですが、残念ながらそのようなものはありません。

感覚や器官をコントロールするためにインドのある行者が、極端な行動をとりました。その行者は、「一度クリシュナという神を見たあと、目に見えるものをほかに何も見たくない」と、自分で自分の目を潰《つぶ》してしまったのです。また別の人は、「口は災いのもとである」と、ずっと口をきかないと決意し、何十年も口をきかないという、そうした行《ぎょう》で、より心の気づきを深めていったのです。

感覚はつねに一様《いちよう》に開かれて機能しています。感覚に翻弄されることを避けるため、無理にその感覚を閉じてしまったのです。そのためその機能に代わって、ほかの機能にエネルギーが注がれていきます。目の不自由な方はその不自由さをカバーするために、ほかの器官がすごく発達し、それを補っているのです。

ある器官の能力を失うと、その失ったぶんを補う点で、ほかの部分が超能力的に発達します。しかしながら、外側の情報が入ってくる、それを引き寄せるそのもとを断たないかぎり、人というのはつねに惑わされ、本来の直感力、正しい判断を失ってしまうという見方は正しいのです。

そういう意味では、心を忙しくしたり迷わせるよけいなものを見ず、よけいなものを聴かないようにして、感覚を汚さず、静かな心と純粋な心を保つことは、とても重要なことです。そのためヨギは良い環境を整えたり、感覚をコントロールし、プラーナをコントロールし、心をコントロールし、そして必要なことにプラーナを集め、意識を集中するのです。

目や耳などを失《な》くせばすべてが解決するものではありません。感覚を研ぎ澄ますため、苦しみを取り除くために、ほかを犠牲にすることは不自然なことです。欲望のスイッチをオンにするところは、なんといっても内側、つまり心だからです。心があなたのすべてを動かし、行動をとらせているのです。あそこに行きたいと心が思うから、人は行くのであり、あれが欲しいと心が思うから、なんとか手に入れようと行動するわけです。

逆にいえば、行きたいと心が思わなければ、行きませんし、欲しいと心が思わなければ、それを得ようと行動することもないのです。

ここでもっとも大切なのは、そうしたことに自分自身が気づくということなのです。気づきがなければ、何も始まりません。

そして、理解と気づきを深めていくためには、自分で自分のなかに入り込み、さらに深いところを目指して心の旅をつづけていかなくてはなりません。

そうして、その途中で出会うものがどういうものなのか、あなたが本当に求めているものなのか、必要な欲望なのか、不必要なものなのか、エゴなのか、自己防衛なのか、寄り道なのかと理解を深め、よく見つめ、知恵によって不必要なものは捨て、とらわれずに意識の進化をつづけ、本当の目標に進んでいくのです。

そうすることであなたを惑わそうとした欲望は、受け取られずにそこに残され、やがてなくなっていくのです。あなたの心は本質に向かっていくのです。まわりに起こるもの、心に惑わされず、本当の自分になるつながりになっていき、そのプロセスで本当の自分ではないものは、自然に落ちていくのです。完全な人間になるのです。

積極的に落としていくには、とらわれない良い思いですべてを捧げることです。そして、本当の自己にサレンダー、つまり明け渡すのです。**執着でよけいなものを受け取らない人になっていくことです。それが、苦しみから解放される道なのです。**

行為をするのは欲望につき動かされて行動するのですが、それが執着という、自分を翻弄するエゴを増大することにならないためには、行為の結果に執着しないことです。

ただ無心でその行為を進めます。蓄積された心のエネルギーがクリエイティブな方向に昇華されていきます。その行為により**肯定的エネルギーの恩恵をいただくためには、功徳が積まれる布施をする、奉仕するというエネルギーの出し方、無欲で見返りを期待せず、与える人になって、奉仕をするということを進めていきます。**

人々はサドゥという出家者、つまり聖者に必ずお布施《ふせ》をします。お布施は、与える行為そのものです。ともすれば、国のせいだ、社会のせいだ、親のせいだ、これが足りない、あれが足りない、親切にしてほしい、愛してほしい、あれが欲しい、これが欲しいという、相手への非難と要求ばかり、受け取ることばかりになりがちな現代人の回路に、エゴを落とすためのスマートな分かち合いの回路をつくっていくのが目標です。

それは人の意識が進化することになるのです。**布施や奉仕は、苦しみのもとである欲望**

や執着を外し、開かれた大きな心を育みます。それは自信を生み出し、愛を湧き出させ、神性のある輝く本来の真の自己の真我に近づかせるのです。真理の法則を知らないと、心のレベルではつねに与える、もらうのエネルギーの交換、行き交《か》うことにすぎないのですが、進化のエネルギーは、流れ流れて海になるのです。そのエネルギーの流れは、内側よりあふれ出てくるのです。真の自己になるのです。

真理以外のものは雑念です。それを受け取らない。

そうすることでやがて、受け取るための執着の回路は根元から切断されていき、自由になります。それによって、欲望であるカルマがひとつずつ解けて落とされていくのです。

そうして、自分はいったい誰なのかということを、悟っていくのです。

欲は心であり、心はカルマです。

それらが本質の自分ではないことに気づくと、欲からの解放が起きていきます。

さらに心も本質の自分ではないことをさとります。

それによって、すべての苦しみから解放されるのです。

最高の幸福への道、真の解放への道があることを信じてください。

何ごとも、信じ、希望をもたないと始まりません。信ずることで、やってみようという意欲も湧いてくるのです。

エンライトメント、さとりを起こす、サマディをよく知るサマディマスターからの、この世で初めての確かな、最速の偉大なるさとりへの道、成功への道が開かれています。

それはサマディへの道、真の自己に還っていく道です。

生きることは楽しく、希望に満ち、すべては神の贈りものです。サマディマスターとの縁は、そのことを気づかせてくれるのです。

真の自己は、苦しみの存在などではありません。

源に還ることで、すべてを知り、迷いから解放され、癒やされるのです。肉体の欲望にとらわれ、性欲にとらわれ、食欲にとらわれ、睡眠欲にとらわれている心と体は、本当のあなたではないのです。**生きよう、生きようと頑張らなくても生かされている。大いなる存在からの愛があることに気づくこと、あなたの愛をそこまで進化させることが、本当の安らぎであること**。そして、これまでとらわれつづけてきた物質的なもの、自分の心を喜ばせてくれたものはすべて変化していくのです。変化し、やがては滅びていきます。

それらのなかに永遠のものなど、何ひとつないのです。

にもかかわらず、滅びゆくもの、エゴを永遠のものである、いちばん大切なものであると勘違いし、執着し、執着したものを手に入れるために自分の肉体を犠牲にし、自分の心を汚し、人を蹴落としてでも奪い取ろうとするならば、これほど恐ろしいことはないのです。

欲しいこだわりと、それを取り入れる行為というものは、あなたのなかに限界の壁をつくってしまうのです。いつかは、疲れきってしまうのです。いろいろなこだわり、欲望、感情、思考、自分を守るため、よく見せるため、安全のためと、心を働かせ頑張ってきました。これからは気づきによって、自分の大切なものは何かを知り、そうではないものは気に留められず、捨てられ、あるいは受け入れ許され、大きな愛で慰《なぐさ》められたり、光のシャワーで解かされていきます。

もう私というエゴがいなくても、出しゃばらなくとも大丈夫と、心の働きが自分自身のような振る舞いをする存在理由がなくなり、真の自己、神の分神、アートマンに明け渡しができるのです。私、私というエゴの存在を捧げて、役割を終わって消えていくのです。

あなたは自分自身のマスターとなり、自由に生きていくことができるのです。

無心になるには「あげる」練習をする

人の心やその内側のことについては、答えらしきものを聞いたからといって、すぐに納得できるものではありません。それは目に見えないからですし、そうした本質的なものは、自分が実感として気づいてはじめて理解できるものだからです。

私はつねに人々に、空っぽの心、無心になりなさいとよく説いていますが、無心になるとはどういうことかを実感するには、それなりに年月がかかるものなのです。ですから、無心になれないといって焦る必要はまったくありません。

瞑想していくと、意識を自分の内側に向けるためさまざまなことが見えてきます。心の働きが見えます。欲望やエゴが見えてきます。それは生きるために大切な働きであり、この美しい世の中をつくるための希望であり、クリエイティブな力なのです。

しかし、それに翻弄されすぎ、コントロールできなくなり、住みよい自分、住みよい社会をつくるはずが、混乱し、苦しみもがいているのです。神が創ったもともとの美しい自分に戻す必要があるのです。

そのために自己の内側を見つめ、気づき、浄化していきます。

クオリティの高い、完全なる自分に高めていくのです。そして、その気づきのなかで、「ああ、自分にはこんなエゴもあったのだ」と気づくわけです。

しかし、そうやってエゴを見つけるたびに、「これは間違っている。よくないことだ。なんでこんなものがあるのだ」などと、がっかりしたり、ジャッジしたりするのはよくありません。そうやって自分を否定することで、かえって自信をなくし、具合を悪くしてしまうことがあるからです。心はいつも動きつづけるのが仕事です。生きている証拠であり、心はそこにあるのです。その働きをすみやかに無心にさせていくためには、ヒマラヤ秘教の内なるプラクティスが必要です。

さて私たちはこれまで、ひとつひとつを判断しては、「これはいけない。あれはいい」という教育を受けてきました。そういうなかで、つねに良いとか悪いというような判断をし、誰かと比較しては優劣を競い合うなどということが、すっかり身についてしまっています。

内側を見つめると、心が浄化のプロセスでより鮮明に見えてきます。人によってはそこには良い悪い、すべての心があるのです。それは過去生からずっとずっと自分を守るために使いつづけている心の蓄積であり、心と体のカルマです。そのありようは大きな学びなのです。それらのなかで、ときに思いは、人を批判したり否定したり、自分を否定してみたり、批判してみたりしています。

ところが、**何度か瞑想を繰り返し、習慣化できるようになると、自分のなかに静寂を保てるようになり、否定したり批判したりする心自体が、煩わしく思えてくるようになるの**です。煩わしいのは嫌だから何も考えずにいたいと思うようになります。つまり、無心になりたいと思うわけです。そうして、無心になるには、どうしたらいいかと考えるのです。そのとき、ようやく心の静けさ、無心になることの大切さに気づき、理解できるようになるのです。

無心になるには、日常的な心がまえも大切です。まずは戦わず、くだらないどんな自分もすべての自分を受け入れなければなりません。自分のすべてを理解して、そういう考え方しか知らなかった愚かな自分を許していかなくてはいけません。

つまり、自分は聖人君子《せいじんくんし》などではなく、少なからず無知な存在であり、怒りの存在であり、欲の深い人であると、それらは小さな子供であったり、おせっかいな先生であったり、科学者であったり、愚痴屋さんであったり、心配性であったり、強がりの人、嫉妬心の強い人、怖がりの人であったりと、いままで自分が一生懸命心の一部を使って生きてきた証《あかし》として、かわいい人なのだと、大きな愛で許し、ありのままの姿を、認めなくてはいけません。

たとえば、大小ふたつのお饅頭《まんじゅう》があり、大きいほうを相手が取ったとしましょう。あなたは、「ああ、あの人が大きいほうを取ってしまった。ずるい」と思いますか。それとも「大きいほうを食べたかったのに」と悔しがりますか。あなたがダイエット中なら、ごく自然に「ああ、よかった。あの人が大きいほうを取ってくれたから、私は小さいほうですむ」と思うかもしれません。

いずれにしても、たったひとつのごく普通のお饅頭でさえ、状況によっていろんな感情を呼び起こし反応する自分がいるのです。でも、またそうした自分を受け入れます。さらに瞑想を深め、心の浄化を進めると、瞑想の習慣があるあなたなら、たとえダイエット中でなくても、大きいほうをあげてよかったと思えるはずです。大きいほうをあげる行為を通じて、「あげる」という気持ちを育てるということに、気づいていくからなのです。

損したと思うなら、今度は少しだけ大切なものをあげてみる

「あげる」ということには、あげて気持ちがよい場合と、あげて寂しくなってしまう場合とがあります。子供を見ていると、それがよくわかります。子供たちは、自分が嫌いなものやいらないものはポンポンあげようとしますが、自分が気に入っているものや大切にしているものは、けっしてあげようとはしません。

しかし「あげる」という気持ちを育てていくには、自分にとっていちばん大切なものをあげるということが大事です。それを、心のなかで行うのです。いちばん大切なものを心のなかであげてみたとき、損したと思うか、損したけど良かったと思うか、喜んでもらえ

て良かったと思うかによって、少しずつ学びのレベルを変えていくのです。

もしもあなたが、「もったいない、損した」と思うなら、今度はいちばん大切なものではなく、少しだけ大切なものをあげてみます。そのとき、あげて良かったと思えたなら、さらに大切なものをあげるというように、少しずつレベルをあげて練習していくのです。

「あげる」ということは、逆にいえば手放すことでもあります。

そうして大事なものをひとつひとつ手放しながら、最後は命まで手放していく練習をしていくわけです。それが執着を取り除く練習であり、心を自由に欲望から解放し、サットヴァになっていくのです。

それが本当の自分に近づいていくのです。

深い瞑想において、生命の執着さえ取り除いていくのです。

とはいえ、誰もが、生命を手放す（捨てる）ことには、相当の抵抗があるでしょう。生命を手放すなど、恐怖と不安そのものだからです。そこで今度は、「捨てる」のではなく「あげる」ということを、より多く意識していくのです。

インドの人々は、托鉢するお坊さんたちにお布施をします。本当によくものをあげています。彼らは、そうした行為が自分の欲の心を手放していくということを知っているのです。そうやって、自分のなかを空っぽにしていくことの大切さを知っているのです。

瞑想とは、ある意味で、自分を捧げることを通して、空っぽになっていくという行為であるともいえます。

瞑想することで、「あげる」ことの意味を理解し、「あげることは良いことなのだ」と気づくことができたなら、今度はそれを日々の生活のなかで実践していきましょう。

たとえば、自分が何かにこだわっていたなら、そこに抵抗があります。

それは欲を背負い込んだからだと気づくのです。

そして、背負った欲は、落としていかなければならない、そのためには無欲になることだと、さらに気づき、無欲になりきるのです。

そのことによって、こだわりをなくし、日々の生活の質を変えていくのです。

さらに慈愛を捧げることで、良いエネルギーによって、内側の浄化を進めるのです。

第5章 無限のエネルギーを引き出す

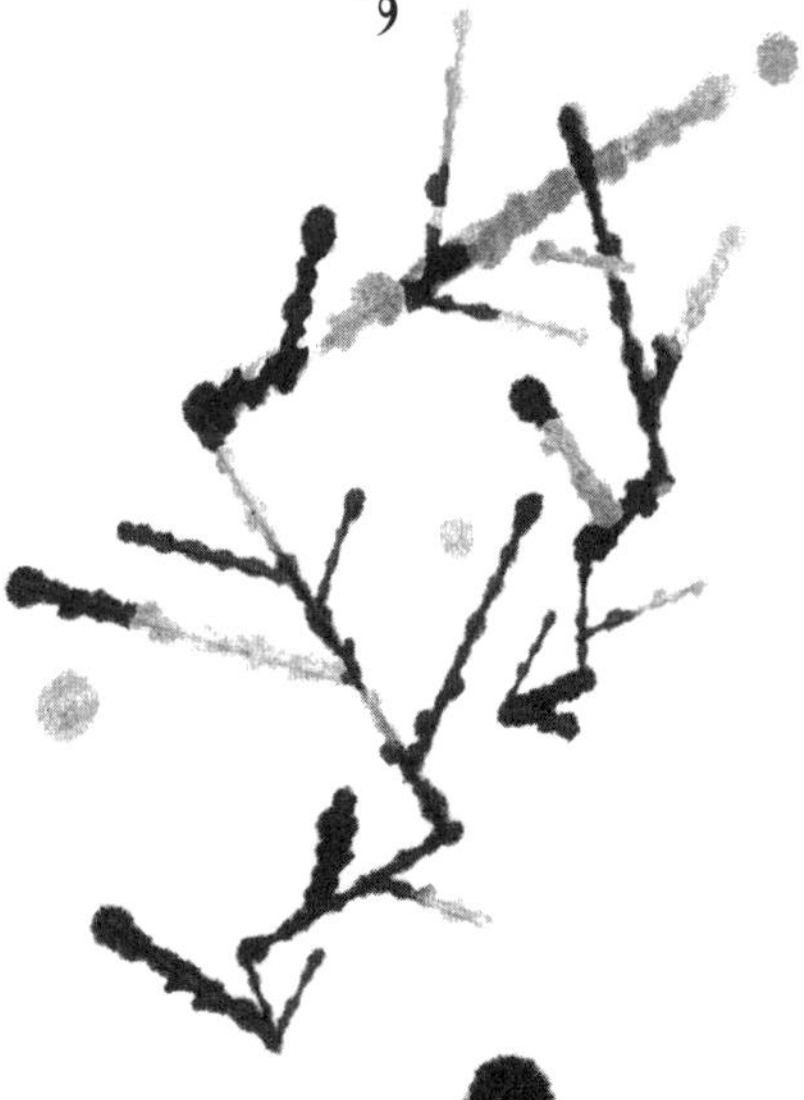

本当の能力を引き出す

ヒマラヤの聖者は自然をも超えている

先日、ヒマラヤに行ってまいりました。地球全体が温暖化傾向にあるなかで、ヒマラヤも雪が解け、温暖化が進んでいるのを感じました。

ヒマラヤの奥深く進んだ山と山との谷間に、グレイシャといって、雪の河があります。何万年も凍りつづけた雪が氷河になっているのです。

そのグレイシャをさらに越えて、山の上まで辿《たど》っていくのですが、おもしろいことに、4千メートル、5千メートル級の山の上が、平原になっているのです。

そしてさらに7千メートル、8千メートルという山もあり、そのヒマラヤの向こう側はチベットなのですが、地つづきのため歩いて国境を越えることができます。もちろんヒマラヤを越えるということは普通の人にはできない旅です。

チベットでもインド側のヒマラヤ近くにあるカイラスは、ヨガ行者の最高の存在、シヴァ神が住んでいるといわれています。この山は岩山であり、富士山に似た形をしています。ヒマラヤの奥深くのその辺り一帯には、聖者がたくさん住んでいます。インドの聖者のなかには、そこからチベットへ行ったり、中国へ行ったりする人もいます。また、チベットの仏教僧も入ってきます。

昔のインドの有名な聖者のひとりに達磨《だるま》がいます。ヒマラヤを越えて達磨は中国に招かれ、そこで仏教を広められました。

仏教、ボン教、ヒンドゥ教の宗教の聖地が、このヒマラヤの奥地を越えたチベットにあるカイラスなのです。

カイラスへ行くヒマラヤの一帯には、多くの聖者が自由に暮らしていますが、その様《さま》は、まるで天国のようです。平原には、ところどころに湖があります。その湖は、雪解けのきれいな水が地下を流れて、そこに湧いてきたものです。

その湖の青さといったら、吸い込まれてしまいそうなほどです。大自然そのもので、穢《けがれ》れなどまったくない、透き通るような青い湖です。

聖者たちは、そういうところの秘密の場所にグループで住んでいます。しかし、ヒマラヤを訪れても、その人のカルマがピュアでないと見えないし会うことはできません。

厳しい自然と一体となり、自然の法則に従わなければ生きていけない状況のなかで、聖者は静かに修行の日々を送っているのです。

そこは一年中雪と氷の世界ですから、聖者たちは、まずその過酷な寒さをタパスという苦行によって乗り越えなければなりません。

心は行動です。動きは時間です。時を超え、心を超え、死を超え、そのままヒマラヤの聖者は、何の苦しみもなく、どんな環境にも生きられるのです。純粋意識を進化させ、何百年も何千年も生きているのです。

そうしたヒマラヤの聖者たちは、もはや自然をも超えているわけですから、どんな状況にあっても死ぬことはありません。彼らは、命の源泉に還り、体と心の成り立ちのすべてを知りつくしています。

体も心も自由自在に扱え、この自然のなかで、神となり、自然と一体となり、サマディに入り、見えない体となったり、見える体となり生きるのです。

彼らはみな自由そのものです。執着するものがいっさいないからです。彼らは、どのようにして宇宙が生まれてきたのか、この肉体という小宇宙は、どのようにして形づくられたのか、そしてその奥にあるものとは何かということを、ずっと探究しつづけ、それを知るのです。

単なるマインドの超能力の存在ではなく、ヒマラヤのシッダーマスターであり、エンライトした存在、それを超えた存在です。

見えないものを信じ、目に見えないものこそ大切だということを知っているのです。

インドには多くの精神的指導者、グルがいる

神（エネルギー）にチャンネルを合わせて悩みを解決したり、神に出会いたいと出家したサドゥは、ヒマラヤやインドのあちこちで修行をしています。そして一部の聖者は、与えられた運命に従って、人間社会という喧騒のなかで、一生懸命それぞれの役目を果たしていくのです。

もともとインド人というのは、それぞれのなかにあるカルマの記憶に則《のっと》って、運命は定められているということを受け入れて生きています。そういうなかで、聖者たちは人間の特性や平等を説き、知識を伝え、人々の祈りを神に捧げているのです。

インドにおいて古代から人間の仕事が分けられていました。バラモンという階級は、学問や神様のことを仕事としました。また、肉体がすごく丈夫な人は、クシャトリアという階級、つまり武士の階級で、国を守っています。また、バイシャというビジネスの階級や、人にサービスをする階級として、シュードラの階級などというように、人々はそれぞれの

階級ごとに、自分のカルマによって人生を終えていきました。いまではもちろん、そういった階級は取り除かれ自由なのですが、ひとつのことを集中して行うという、心の姿勢にこの考え方が生きているようです。

サドゥとは、その4つのカーストから自由であり、真理を探究する出家した修行者、つまり聖者のことです。カースト制は、多くの人を混乱なく治めるシステムであり、自由ではなく、封建的なところはあるのですが、人それぞれに与えられたものを、素直に受け入れて頑張るという面もあります。生きていくなかでは、いろいろな苦しみや葛藤に出くわすものです。そんなとき、人々はどうしてこんなに苦しいのか、どうしたらこの苦しみから逃れられるのかと思い悩みます。

カースト制を超えた、それに属さない聖者は、真理を探究するのです。なかでも優れた聖者は、本当の静寂、心を超えたところに安らぎはあるのですよ、そこからあなたは生まれてきたのですよと、深い知恵を説いていったのです。そのために、聖者は、特性によった体験から得たところに従って、いろいろな道を示します。

インドはもともと宗教の国ということもあり、人々はわりと素直に自分の運命を受け入れていこうとします。しかし、その際も、その人にとって、より楽で、より安らかな生き方があるということを示し導いてあげたのです。

それらはすべて、信仰の道、愛の道へと通じています。神を信じ、神を愛し、八百万《やおよろず》の神を愛し、マスターを愛します。それらを通してその無限の存在とつながることで、神のパワーの恵みをいただくのです。さらにその愛そのものとなっていき、やがて神のさとりを得るのです。こうした救いの教えが生まれ、信仰を伝え、さらにはさとりまでの道を示し、真理の存在を伝えていくための存在が精神的指導者のグルとして、学校では学べないことを示そうとしているのです。もちろんそうしたなかで、サマディヨギに出会うことは困難なことなのです。

宇宙に働く3つの基本エネルギー
シヴァ、ヴィシュヌ、ブラフマ

創造の源である存在のパワーは、大きく3つに分かれます。

最初は**シヴァのエネルギー**、**破壊のエネルギーです**。破壊というと、ちょっと言葉がきついかもしれませんが、**ものを変容する力があるエネルギーのことです**。すべてを超えてムクシャ、ニルヴァーナ、つまりサマディになるエンライトするエネルギーです。人々はシヴァのエネルギーに救いを求めます。

次は、ヴィシュヌのエネルギーです。**ヴィシュヌのエネルギーは、活動し、生きるエネルギーです。**この宇宙を維持し、まわしていく愛のエネルギーです。

3つめは、ブラフマのエネルギーです。**ブラフマのエネルギーは、創造のエネルギーです。**この見える世界に肉体を送り出したのも、ブラフマの力です。この3つの基本のエネルギーが宇宙に働いています。

そうしたエネルギーをもつ神人というシンボルを通して、あるいは物語を通して、聖者は、それらの存在を愛しなさい、信仰しなさいと説きます。

愛して信ずることで、そこからブレッシングとパワーをいただき、この混沌とした世界での苦しみを乗り越えて生きることができるのですと導いていくのです。なかでもシヴァの神は具体的に変容させ、このカルマの苦しみを取り除くので、さらに強く信仰し修行すると、やがてはさとりに導くエネルギーとなるため、多くの信仰を集めています。

ヴィシュヌ神も守りをいただくエネルギーとして、多くの信仰を集めています。シヴァ派のサドゥは、いわゆる修行者という感じでタパス（苦行）を行います。ヴィシュヌ派は信仰のかたちで、聖音を唱和するチャンティングやスピリチュアルな歌のバジャンを好みます。その人の性格にあった神に、それをよく知るマスターを通してつながっていくのです。そこには必ずマスターの存在があるのです。なぜかブラフマはそれほど人気はありません。

さらにいろいろなエネルギーがあり、この世界を成り立たせています。

それはさまざまなパワーをもつ八百万の神です。それぞれが宇宙と、小宇宙である人に力を与えています。そしてもし、そのパワーを得たいなら、心と体を善行をすることで美しくし、それにつながり、強く信頼し、強く愛していくのです。それが信仰です。そのエネルギーとワンネスになる精神統一なのです。

エネルギーは、求める方向によって、さらにいろいろに分かれていきます。

学問の神様、富の神様、ビジネスが上手くいく神様、平和の神様、パワーの神様、縁結びの神様、病気が治る神様、すべての災いを取り除き、成功に導く神様というように。

たとえば、お金が儲《もう》かる神様なら、お金の出し入れがスムーズにいくようにするエネルギーが発達するようにチャンネルを合わせていきます。あるいは、学問がよくできるようになりたいと思えば、記憶が良くなるようなエネルギーにチャンネルを合わせていくのです。

それぞれのパワーには秘密の波動があります。

運命をより良くする秘法の他、秘法の波動には、頭が良くなるための秘法の波動や、ビジネスが上手くいく秘法の波動、病気を癒やす秘法の波動、すべての障害を取り除き、成功に導く秘法の波動、さとるための秘法の波動などがあります。

インドでは、宇宙のいろいろな力のエネルギーを神、あるいは神々と呼んでいます。いうならば、八百万《やおよろず》の神です。日本も昔、道祖神《どうそじん》とか、いろいろな神様が身近にありました。

私たちにはけっして見えない、そうしたすべてを創造する源の存在の神、そこからのいろいろな働きのパワーの存在の神々に、正しいガイドと力強い橋によってつながってチャンネルを合わせていくことで、すばらしい力、才能を引き出し、さらには無限のパワーを引き出していくことが可能になるのです。

しかしパワーを開発することは、それは正しい手順で行わなければ危険です。浄まっていない心や疑いの心、否定的な心で行うと、そのエネルギーは一瞬にして否定の方向に働く可能性があるからです。**エネルギーのパワーはその人の色づけられた心の方向に働くのです。**決意をもって、自分のためではなく、エゴのためではなく、さとりのため、人々への愛のためと、クリエイティブなことのため、人の幸福のための修行でなければならないのです。

現代人の多くは本当の自分を知らず、それを生み出している無限の存在を知らず、日々の生活に追われて、肉体のレベルにおいて、心のレベルにおいて、いつも執着したりクヨクヨしたり、心に翻弄されています。

そうしたどうでもよいムダなことにエネルギーが使われてしまうと、本来もっている能力をなかなか発揮できません。生きがいを感じられず、疲れやすく、いつまでたっても、心から安らげるときは来ないのです。

悩まずにすむ自分なりの道がある

聖者は、エネルギーを整えれば安らげることを知っています。人の体のなかには７万２０００のエネルギーの道があります。心と体を浄めると、それぞれのエネルギーの道が浄まります。そして、それぞれのエネルギーをダイレクトに浄め、バランスをとってワンネスにしていくのです。

また、良いエネルギーを引き出しながら生きていくと、浄まり、とても楽になることを知っています。どうしたら物ごとにとらわれずにすむか、どうしたら幸せになれるかということを知っています。

だからこそ古来ヒマラヤの聖者たちは、そうしたさまざまな道を示しました。インドの人々はその人のカルマにそってそれを実践しているのです。

仏教の開祖であるシャカムニ仏陀《ブッダ》もまた、どのようにしたら苦しみから解放されるかの答えを求めて、ヒマラヤの聖者を訪ね歩き、修行の日々を送りました。そうして、そのプロセスにおいて仏陀の浄化は進み、ついに真理をさとられたのです。

インドには、本当にたくさんの聖者がいます。カーストごとに、またその地区ごとにグルであるマスター（指導者）がいます。

そして人々は、そうしたマスターの指導を受けて精神的な教えをいただくことが、最高の学びであるということを知っています。ですから、ひとりひとりがそうしたマスターのもとに伺い、神を信仰し、マスターを信頼し、その教えを実践し、神やマスターのブレッシングと守りをいただき、力強く安心して生きていくのです。さらに、神に直接出会いたい人は、神のさとりの修行をしていくのです。

神へのタブーがある日本人、知識人はいったいどうしたらよいのでしょうか。

日本人の場合、学ぶという意味をはき違えているようなところがあります。勉強は学校の専売特許《せんばいとっきょ》と思いこみ、卒業すれば勉強することはないといわんばかりです。学校の勉強だけが勉強ではありません。もちろん社会やいろいろなことがらについて知っていく学びがあります。すべては外側の何かについて学ぶのです。

なかでも**最高の学びがあります。**

それは自分自身について知る実践の学びです。

自分は誰なのか、いったいなんのために生まれてきたのか、どこから来たのか、この心と体、魂をもつ人間を生かしめている存在は何か、神とは何か、心は何で悩むのか、体はどうしたら健康になるのか、どうしたらいつも幸せでいられるのか、真理とは何か、いかに生きるのか、それを実践で学び、自分を信じ、目に見えない至高なる存在を信じ、真理を体験していくのです。

真理を体験していくのが最高の人生の目的であり、生涯にわたっての実践の学びなのです。その学びで、すべてを知る深い知恵を得て、自分自身が内側から満ち、豊かになっていくのです。

幸せとはどういうものであると考えているのでしょうか。

一生懸命知識を身につけ能力を高めたり、一生懸命働いてお金を蓄えたり、立派な家を建てたりします。会社を経営したり、才能を開花させたり、欲しいものや欲しい知識を手に入れようと頑張ります。それを全部手に入れたとき、その人は本当に幸せになれるのでしょうか。もちろんカルマに応じたそれぞれの幸福があると思います。

しかし、すべて外側のものを手に入れても何かが不足し、そこに不安があるのです。それらを長い苦労と年月をかけて次々に手に入れても、それまでに、体も心もボロボロに疲れてしまっているのではないでしょうか。すべてが順調にいっていても、何かのバランスが崩れると苦しみがやってきます。そのときこそが真の成長のチャンスです。

いくら頑張って一生懸命にものを積み上げてみても、それをもって死ぬことはできません。死んだら、いままでつくりだした外側のものも肉体もこの世においていかなければなりません。

各々《おのおの》の魂に刻まれた印象、カルマを背負って、肉体のなかにある細やかなエネルギーの体であるアストラルのエネルギーの体とさらに微細な体、そのなかに魂の宿るコザールのエネルギーの体だけが浮揚《ふよう》して、カルマにそって天国あるいは地獄に行き、そこでいままでのカルマに応じてある期間とどまり、また肉体をいただいて戻ってくるのです。

つまり、人は肉体そのものではないということです。このことは、自分の源に還る体験、サマディへのプロセスで知ることができます。サマディとは本当の自分について知ることです。

サマディでは、心を浄め、体を浄めます。この世の責任をはたし、カルマを信じ、カルマを浄化します。心と体をクリエイティブな、善なる行為に表現していきます。一方で、サマディへの道を歩み、浄化しながら充電し、本当の自分に近づいていくのです。心の科学を知り、有効に使い、また、心をリラックスさせ、その働きを休め、空っぽにして使わない練習もします。心がなくても生きることができます。無心で生きるのです。心のすべてを死滅させ、無心としての魂になり、また戻ってくるのです。

自分がいったい誰であるかということを、ただ知識ではなく実感していくのです。

苦しみは、あなた自身ではありません。

エゴもまた、あなた自身ではないのです。

すべては心がつくりだしているにすぎません。

真理を知らない間、人はどうしても苦しいと感じるのです。

人に「悩むのをやめなさい。くよくよするのはやめなさい」といわれても、やはり悩むでしょうし、くよくよしてしまうでしょう。

人の心が、何かにとらわれているかぎり、真理を知らないかぎり、本当の自己を知らないかぎり、根本から悩みは尽きることがないのです。

悩んでいるとどうにかなっていく、何か解決すると思っているのです。

また、心は悩むのが仕事のように働き、悩みつづけてしまうのです。

そして人生はこんなものとあきらめるのです。

だからといって、あきらめるのは早すぎます。その人その人の性格に合わせて、悩まないようにする方法があるのです。

また、段階をおって悩まない方法もあるでしょう。人はそれなりになんとか自己防衛で苦しみから一時的に逃れるすべに出合っています。自然に悩まずにすむ方法を見つけていくのです。

たとえば、ボーッとしていると悩んでしまう人の場合は、体を動かすことで悩まないようにします。逆に、体を動かすとすぐに疲れてしまう人は、音楽を聴いたり、読書をしたり、静かな方法で悩まないようにします。

私たちのなかのエネルギーの法則

自分で苦しみをつくりだしている

会社が倒産するかしないかの苦しみで、身の置きどころがなくなり、一晩で髪が真っ白になってしまった人がいるという話を聞いたことがあります。バブルがはじけ日本中が不景気のときのことです。おそらく針のむしろに座るほどの苦しみだったのでしょう。心に思ったことが、即座に生理的結果となって現れてしまうのです。

世の中はつねに変化します。ものが動き、人が動き、お金が動き、そのなかで逆風になる大きな風が現れます。**人間のシステムも宇宙のシステムも、つねに揺れることでバランスをとり戻します**。心が揺れ、体が変化して苦しむのです。

苦しいと思うと、苦しみはさらに増して、この話の人のように、一晩で髪の毛を真っ白にしてしまうというようなことが、実際に起こるのです。

人は、自分がとても苦しいと、なぜ自分だけがこんなに苦しまなければいけないのだと思うことでしょう。でも、誰もが大きいか小さいかのなんらかの問題や苦しみをかかえています。しかし、苦しいときというのは、そんなことを考える余裕などありませんから、その苦しみと一体となり、それが拡大し、それに翻弄されているので、嵐の真っただなかにいるような感じであり、自分だけが苦しんでいると思ってしまうのです。

それでも、苦しい状況がつづけば、一遍《いっぺん》に白髪に変わるような体に良くないことも起きてしまいかねません。取り返しのつかないことになってからでは遅いのです。心身のエネルギーを消耗しきってしまうからです。ですから、苦しいと感じたら、一刻も早くその状況から抜け出さなければなりません。気持ちを切り替えなければなりません。

それには、まず苦しみをつくりだしているのがなんであるかに気づくことです。苦しみをつくりだしているのは、自分自身であり、外からやってくるものではないのです。もっとも苦しみを与えるきっかけや刺激というのは、外側にある場合もあるでしょうが、それを受けるのは自分であり、それを内側に蓄えてしまうのも自分自身なのです。

こうしたことに気づくことは難しく、自分が浄まるという体験をし、心を客観的に見ることができないと、なかなか受け入れられないかもしれません。さらに気づいても、そこから抜け出すのには大変な労力と時間がかかるのです。何生も何生もかかります。

さて第4章で私は、欲望とあなたの心は、お互いに引きつけ合う磁石のような状態になっている、人の心には欲望を引き寄せる磁石があると述べました。そして、すべての楽しみも苦しみも心の欲望から生じているとも述べました。それをさらに展開すれば、人間には、楽しみと苦しみを引き寄せる磁石があるということです。磁石で楽しみも苦しみも引き寄せては、内側にぴったりとくっつけて生きているのです。

ここで考えていただきたいのは、**自分が磁石で引き寄せたものなら、それを離すのも自分でできる**ということです。磁石で引き寄せた苦しみを離せば、その人から苦しみはなくなっていくということです。

そうやって、人に貼り付いた苦しみをひとつずつ剝がしていけば、やがていっさいの苦しみから解放されていくでしょう。

ただし問題は、どうやって磁石から、それらを剝がしていくかです。引き寄せるときはいとも簡単なのに、剝がすときは、なぜこうも大変なのでしょうか。

人は苦しみをかかえると、それを乗り越えるために、よりいっそう身を粉《こ》にして働き、頑張ろうとします。なんとかなるさと気楽に構えたり、開き直ったりする人は、案外少ないものです。しかし、それが正しい判断のもとに正しい道を歩んでいる場合はよいのですが、間違った判断のもとに間違ったやり方をすることで、くたびれもうけで終わってしまうことも多いのです。努力にムダはけしてないのですけれども、もちろんそれは違う意味で、何かの学びにはなってはいますが、そのことのためにはムダな努力になってしまうのです。

そんなことをしなくても、苦しみを離す方法はあるのです。それには深い知恵と愛、集中力と生命力と体力と強い意志が必要ですが、なかでも重要なのが生命力です。

生命力には無限のパワーがあるからです。

そのパワーから知恵が生まれ、愛が生まれ癒やされます。

持続する集中力が生まれ、体力と強い心をもつことができるのです。

生命の源、創造の源、宇宙につながり生命力を引き出していけば、あなたは苦しみから切り離されるのです。

瞑想で生命力を高め、知恵ある人になる

サマディ瞑想は宇宙と一体になっていきます。

その実践によりさらに浄化され生命力が高まると、知恵が働き、物ごとを正しく見つめられるようになります。サマディ瞑想はアヌグラハ・ヒマラヤ・サマディプログラムのなかで最初にサマディパワーで宇宙につなげ、宇宙の波動の秘法を与えられます。

さらにコースの経過でその人の進化と目的にしたがって、それに応じた秘法や瞑想法が用意されています。それは最速で体、心、各エネルギーのセンターの変容と超越をもたらし、叡智の人に生まれ変わっていくのです。

サマディ瞑想の実践を進めていきますと、例えば効率よく物ごとを進めていくことができるようになります。それと同時に、あなたにとってよけいなもの、不必要なものが自然と解かされていきますので、いま何を優先させればよいか、何に力を注げばよいかが直感的にわかるようになります。状況が変わって、変更も混乱せず、全体を見据えてすばやく切り替え、執着しないのです。

ところが、瞑想をせずにそのままの状態でいると、あれもこれも、すべてが大事で必要なものに思えてきます。そうすると、やることがあまりにも多すぎて、どこから手をつけてよいかわからなくなってしまうのです。そのうちに自分でもうんざりしてきて、いっそのこと何もかも投げ出してしまおうかという気になります。

ですから、問題は残されたまま、いっこうに解決をみることはありません。物ごとをうまく進めるためには、瞑想することによって知恵の働く自分になり、さらに愛（信頼）をもって当たることが大切です。そうすれば、エネルギーはその方向に無理なく流れていくようになるのです。

ところが、ああ嫌だと思いながらやると、ブレーキをかけながら進んでいるのと一緒ですから、ものすごく疲れてしまうのです。

人間関係においても、嫌いだと思い、疑いの心をもって接すると、あなたのなかに必ず拒絶反応が起こります。双方がそうした否定的なエネルギーを出し合いながら向きあえば、関係がスムーズにいくわけがありません。

そこで、職場などでそうした気配を感じたら、まずはあなた自身の発想を思い切って変えてみることです。

たとえこの人は嫌いだと思っても、とりあえずそのまま受け入れるのです。とはいえ、どこかのスイッチをオンにすれば、心が勝手に切りかわって、あるがままの相手を受け入れられるようになるかというと、そういうものでもありません。嫌いだと思う心は、相変わらず勝手に働いてしまうからです。

仕事にしても同じです。自分の価値観にこだわっていると、これは得意だけどあれは苦手だからと決めつけてしまうため、苦手な仕事をなかなか受け入れることができないのです。そして、これもまた、スイッチひとつでオン・オフに切りかえるというわけにはいきません。

宇宙のものは、すべてあなたのなかにある

サマディ瞑想は、体や感情や心を変容させ、真っ直《す》ぐで純粋無垢《じゅんすいむく》な心を取り戻すことができます。もはや損得の感情、好き嫌いの感情はすっかり消え、透明な心で物ごとの本質が見えます。

こだわりのない心で、物ごとを楽に進めていくことができるようになります。こうすればよいということが直感でわかるからです。人間関係においても、なんの計算も働かないため非常にスムーズな関係を築けます。純粋な良いエネルギーが、相手に放たれていくからです。そのようにして、仕事と自分とが良い関係になると、より良いものが生産されていきます。仕事そのものがクリエイティブなものに変わっていくのです。

良いエネルギーは、良いものとなって返ってくるサマディ瞑想を進めていくにつれ、その人のなかでは、いろいろな変化が起きてきます。サマディ瞑想の純粋な波動は神のエネルギーであり、それにつねに守られると、まわりのガラクタを自分に引き寄せなくなります。

そればかりか、奥深くに潜んでいた過去からのカルマのガラクタが浮き上がってきたな

ら、それは解けゆく浄化であり、それを意志で取り除いていくことができるようになります。やがてあなたは、心身を超越し、サマディに向かい、自分は本来純粋な存在であることに気づき、さとっていくことができるのです。

人の肉体と心と魂は、小宇宙です。

言い換えれば、大宇宙のものが、人のなかにすべて含まれているということです。

子供のころ、太陽のまわりを惑星はまわっていることと、物質を細かく分けていくと原子核があり、そのなかには陽子と中性子があり、そのまわりを電子がまわっていることの類似性を楽しみました。つまり大きな宇宙のマクロの世界と、ごく小さなミクロの世界が同じ仕組みになっていることを知り、神秘と不思議に魅せられたのです。

そのようにして見ていきますと、大きな宇宙と小さな宇宙は同じような仕組みであり、エネルギーの法則や自然の法則もまた、そうした宇宙の仕組みのなかから生まれてきているのです。

そして同じ仕組みが、自分自身にもあるということです。

人のなかに宇宙があるということなのです。

エネルギーについては、たとえばクッションをギュッと押したときと、逆に手の力を緩めてみたときの感覚の違いで、それを実感することができます。「押してだめなら引いてみな」などという言葉がありますが、実際にそうした正反対の力関係によって、バランスというのはうまく保たれているものなのです。

人の心もまた同じで、自分が出したエネルギーは、そのままそっくり同じエネルギーを引き出し、自分に返ってくるということです。

世の中には、じつにおもしろい研究をしている人がいるものですが、あるとき、こだまを研究し「こだまの会」を主催している人の話がテレビで紹介されていました。

みなさんも山などに登ったときに、山間《やまあい》に向かって「ヤッホー」と叫び、こだまが返ってくるのを楽しまれた経験がおありのことでしょう。そこでその人は、こだまがたくさん返ってくる場所を研究し、そこを観光スポットとして発展させていきたいのだと話されていました。

こだま自体は外側の世界の現象ですが、実はこれとまったく同じ現象が、人の内側の世界でも起きているのです。

やさしさや愛などの良いエネルギーを出せば、それが自分に解放感や幸せな気分となって返ってきます。反対に怒りや憎しみのエネルギーを出せば、今度はイライラや病気という形で返ってくるということです。

「ヤッホー」と叫ぶとき、人のなかに解放感が広がり清々《すがすが》しい気分になります。それが、こだまという喜びとなって返ってくる。こだまとは、そうしたエネルギーの仕組みそのものだと、そのとき私は強く感じたのでした。

そしてサマディに達し、さとりを得ると、こうした自然の法則を超えることができ、つねに中心にいて、星座の影響や環境の影響を受けず、超えられるのです。悪い霊も寄ってきません。占いを超えるのです。カルマを積まないため、悪いこだまは返ってこないのです。

第6章 あなたの運命は変えられる

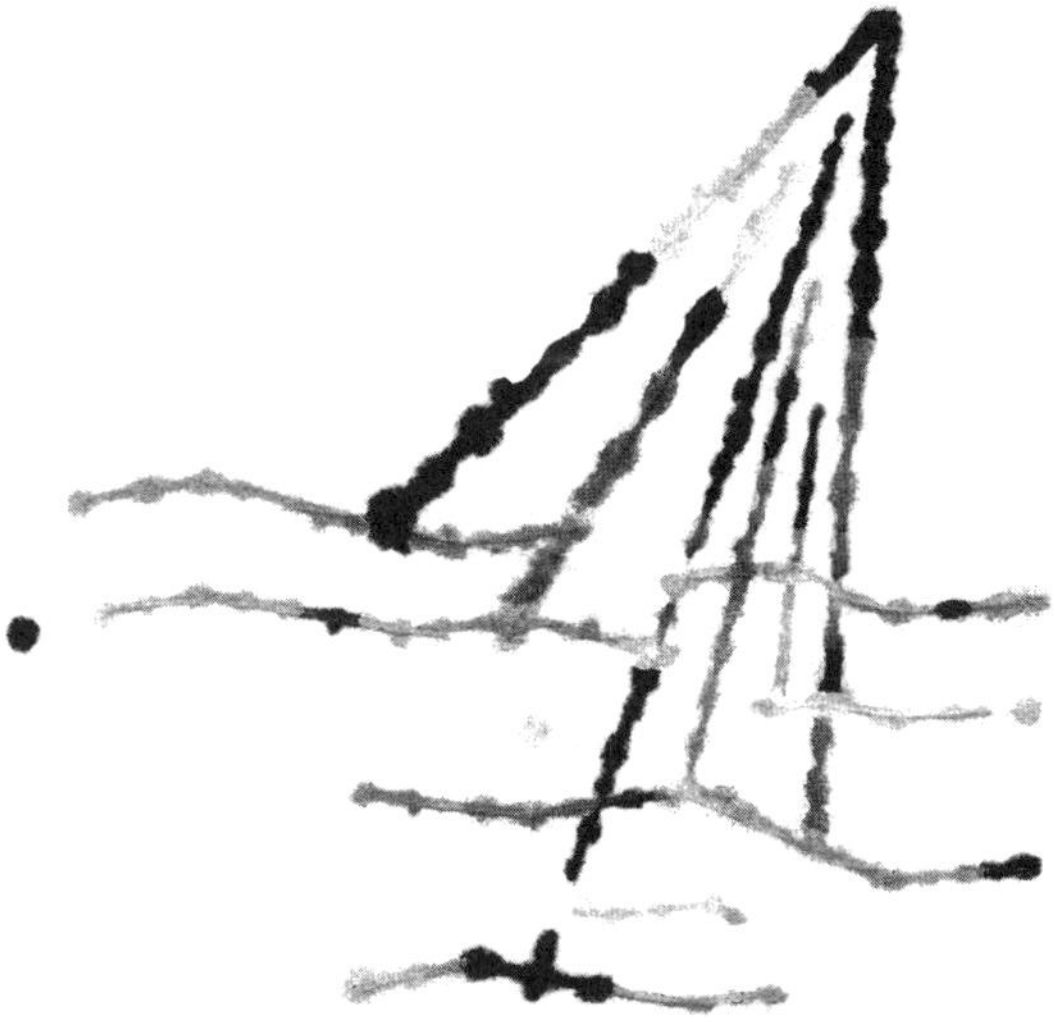

運命を変えるために、負のカルマを浄める

苦しみや悲しみのカルマは負の遺産である

人はこれまで、さまざまな思いや欲望から行為を積み重ねて生きてきました。それらのなかには良い行為もあれば、悪い行為もあります。もう一度体験したい行為もあれば、二度としたくない体験の行為もあります。しかも、そのすべての行為を心は記憶しています。もっとも行為のなかには、何も覚えていないものもありますが、それはたんに忘れてしまっただけであり、あなたの中に必ず記憶されて残っています。頭の中ではまるでつねにテープレコーダーが回り続けているように、行動したことはすべてそこに記憶されているのです。同時に宇宙空間にもその行為はバイブレーションとなって記憶されていくのです。まったく思いがけないときに昔の記憶が戻ったり、何かの拍子に思い出したり、過去を振り返っているなかで自然に思い出されたりするのは、そのためなのです。

すべての行為とその体験はカルマといい、心と体に記憶されていきます。日本ではカル

マは業《ごう》という言葉で表現されることが多いようです。良い行為の体験を善業といい、悪い行為を悪業といいます。そして、生まれたときからいまに至るまでの行為のすべてが、私たちの心と体のなかに記憶となって刻まれています。いや、生まれる前の過去生の行為の印象も記憶されているのです。

連綿と続く何生もの生まれ変わりの過去生のカルマの記憶をサンスカーラといい、さらに過去生と今生のカルマから生ずる、いま起きているもろもろのカルマをボガといい、これから引き起こされる未来のカルマをプラダブダといいます。

ということは、カルマの数もはかり知れないほどあるということです。しかも人は、この先も意識するしないにかかわらず、いろいろ行為しつづけていくわけです。そのカルマの記憶だけでも、ますます高く積み重ねられていくことになります。

人はいつの日か死を迎えます。死とは、次の生をいただくために、肉体だけを今の世において、その魂はカルマの記憶をかかえ旅立っていくことをいいます。人は源の誕生からずっと何生も何生も生まれ変わりを繰り返し、進化して、今日あるわけです。

ということは、**今生とは、そのなかでたまたま巡り合った仮の世であり、カルマによってこの世に送られた生であるのです。**つまり、人は肉体という衣を着て、いまの世を生きているということです。やがて死を迎え、人はこの世のものである肉体という衣を脱《ぬ》いで旅立って行くということなのです。

人は過去生の、生まれる前のサンスカーラの欲望によって、この世に生まれます。どこの国、どこの家に生まれるかも決められているのです。そして、いろいろな過去生のカルマの影響の種子をもって生まれます。

過去生からのカルマと誕生からいままでにつくられたカルマは、この生でもその種子からフルーツとなって実を結んで現れます。そこに苦しみ、喜び、良いもの、悪いもののすべての結果があるのです。種子が良ければ良い実を結び、悪ければ悪い実を結ぶのです。

さらに、これから先の未来にカルマの結果、つまりフルーツとなっても現れるのです。

そうなると、いまの私たちに染みついている記憶というのは、今生の行為の記憶だけではないということになります。過去生においての行為もまた、しっかり記憶されているのです。記憶されていないのは、未来生における行為だけです。その記憶はカルマの種子として、体はもちろんアストラル体という微細な体にもあり、また、宇宙にもあるのです。

したがって、**いまの私たちをつくりあげているのは、過去生における行為と今生におけるこれまでの行為を、すべて合わせたカルマの記憶の影響が多大であるといえます。**

つまりここで大切なのは、そうして記憶されたものが、いまの人生に大きな影響を及ぼしているということです。記憶には、成功した記憶、楽しい記憶、嬉しい記憶もたくさんあります。同時に失敗したり苦しかったり悲しかったり辛かったりという記憶もまた、同じくらいたくさんあるのです。そして、それらは人が生まれたとき、種子の形として心身のなかにあり、脈々と伝えられ、やがて生き、行為するなかで育てられ、花を咲かせ、結果として実を結ぶのです。それは因縁の法則です。良い行為は良い行為の結果の実を結び、悪い行為は悪い行為の結果の実を結ぶのです。ですから良い行為の果実を実らせるためには、悪い行為をしたらいけないのです。

良い行為をするのです。魂が喜ぶ行為が理想です。

ここで気をつけなければならないことは、心の喜ぶハッピーな行為は、エゴの行為であるということです。心が喜ぶというのは良いことと理解しがちですが、それが執着となると、私というエゴが強まり、ジャッジにつながっていくのです。

また、心を喜ばせるのは良い行為はもちろん、悪い行為であっても、心が喜ぶことがあるのです。そして、それが実を結び、カルマを繰り返します。心を喜ばせる行為と魂を喜ばせる行為でカルマの積み方が変わってきます。

一般に私たちは誰でも、幸せになることを望んでいます。幸せになるために、人は喜びや満足感を多くもちたいと思っています。苦しんだり悲しんだりということは、できれば避けたいと思っています。とにかく、あなたが過去に苦しみや悲しみのカルマをたくさん背負《しょい》い込んでいたとしたなら、幸せへの道はなかなか訪れてくれません。

ですから、そうしたことを理解し、カルマを浄めて、やがてなくしていけばよいのです。そして、いまある環境をより良いものとし、それらのカルマが浄化されるような環境にするのです。そうすれば、幸せの道を自ら迎えることができるのです。運命を変えるために積極的に浄化していくのです。心のなかにあるカルマを、苦しみや悲しみで汚れてしまったものを、きれいに浄めてあげることです。それが本当の生き方です。

そうすることで、自分を縛りつけていた過去の負の遺産から、あなた自身を解放していくことができるのです。

プラスのエネルギーを増やす

では、どのようにして人は負の遺産のカルマを浄めていけばよいのでしょうか。

その方法はいろいろあり、そのなかのひとつが、良い行いをしていくというものです。良いカルマを積んでいくのです。自分にとって良くなく、他のすべての人にとっても良くない行為は行わないです。

良い行いとは、すべての人が喜ぶ、親切や思いやり、やさしさや愛のこもった行為のことです。良い行いをすることで、自分のなかに良い思いが広がり、その印象は次の行為に影響していきます。そして、さらに良い行為をもつことができるのです。**良い行為の記憶はすべてプラスのほうに蓄積され、それによって負のもの、つまりネガティブなカルマを浄化し、消していくことができるのです。**過去に大きな負のものがあると、多くの善なるエネルギーはそれを消していくのに使われます。負のエネルギーはしだいに効力を失い、力が弱まっていき、多くの善なるエネルギーの蓄積で、負の思いや行為となる次に現れるカルマは肯定的になるのです。

ですから、マイナスの過去生からの、自分も気づかないもろもろのカルマの影響を受けずにこれから起きるカルマを良いカルマに、プラスに変えたいとその人が真剣に思うのなら、なんとしてでもプラスのカルマや良いカルマの方向に、エネルギーの流れを変えていかなければなりません。

そのためにも、人は意識して良い行い、つまり善行をしていく必要があるのです。

良い行いをするたびに、肯定のカルマの記憶が増えていきます。そのようにして、良い体験の印象のエネルギーが増えると、その影響で肯定的に物ごとをとらえられるようになりますし、肯定的な生き方を選択していけるようになるのです。さらには、気づくことで否定的なカルマを肯定的カルマに変えていくことができるのです。

良い心とは心の良い働きです。心は悪い働きにも使えますし、良い働きにも使えます。良い心をもつためには、良い心の使い方をすることが必要です。良い心とは、無執着な愛や捧げる心や信頼の心です。自分や人を傷つける思いの行為や、言葉ではなく、エネルギーを消耗しないで満たす心の行為です。それに対し悪い心とは、心配や不安、疑いや怒り、憎しみ、嫉妬などの自他を傷つけたり、エネルギーを消耗する心のもち方です。

たとえば、信頼している人と一緒にいるとき、私たちの気持ちは落ち着いて安らかになれます。あるいは、愛をもって相手と接しているとき、その人のなかはやさしさで満ちています。そんなときの人は、明るく幸せそうな表情をしているものです。

ところが、疑いをもって相手に接したり、苦手な感情や恨みめいた感情を抱いたりすると、人は少しも落ち着いた気持ちになれません。気分もよくありません。エネルギーが否定的なところで固まってしまっているからです。否定的なエネルギーはさらに拡大し、あっという間にすべての否定のカルマにスイッチが入ってしまうでしょう。

それによって、いっそう否定の方向に追いやられていきますから、ますますネガティブな現象を引き起こしてしまうのです。そんなとき、人はとても暗い表情をしています。

しかし、そんな自分に気づいたら、すぐに気持ちを入れ替え、良い方向に心を使うことで、事態を改善していくことができます。憎しみや怒りや心配を、愛ややさしさや信頼に置き換えるのです。すると否定的エネルギーは少しずつ拡散し、やがて肯定の方向に流れを変えていくことができるのです。

このように、**自分のなかにあるエネルギーを肯定のほうに変え、肯定のカルマとして記憶していくことで、いまある運命を劇的に改善していくことができるのです。**

かつての日本には、伝統的な道徳の教えのなかに、心を正しい方向に使いましょうとの学びがありました。しかし、戦後の高度成長期の流れのなかで、日本人は、先達《せんだつ》がそうして大事に守ってきた正しい精神を、どこかに置き去りにしてきてしまったかのようです。道徳教育というものが、子供たちの授業に取り入れられているとしても、それは通り一遍の教え方にすぎず、霊的なものや宗教的なものなどは、しだいに排除されていきました。深い理解を伴う教え方ではないのです。

私の伝える、人間の進化と成功をもたらすヒマラヤ秘教の教えの第一歩は、ヤマ（禁戒）、ニヤマ（勧戒）といわれる、美しい心の育て方、美しい行為の育て方、美しい言葉の育て方の教えなのです。

そして、他人を傷つけない愛行、善行が自然にできるためには、まず何をおいても本人の内側を浄め、真理を知り、自分が愛とパワーに満ちていくヒマラヤ秘教のサマディへの道、瞑想修行の実践を行いつつ、善行をすすめることで、無理なくできるのです。

エゴを満足させるための愛は、愛ではなく欲望である

いまの人は、自由というものをはき違えているように思えてなりません。とくに若者たちなどを見ていると、好きなことだけをやっていればいい、それが自由だといわんばかりです。

たしかに、こうしなければいけないと押しつけられ、抑圧や不自由を感じて生きるよりも、自分らしく伸び伸びと生きたほうがいいわけですし、そのことにより、その人ならではの才能が伸びたならば、大変すばらしいことです。

しかし、それは、自分勝手にしたい放題しながら生きるということではありません。自分が自由を望むなら、相手の自由もまた尊重できなければなりません。そうやって、お互いが潤《うるお》う自由、お互いを生かし高めあう自由でなければならないのです。

ところが、いったいどれほどの人が、自由というものを正しくとらえているでしょう。自由というものを、自分のエゴが満足されることと考えている人たちが、いかに多いことでしょう。しかも、そういった考え方は、とても危険です。自分のエゴを満足させるためなら、何をしてもかまわない、手段は選ばないなどということに、なってしまう可能性が

あるからです。

たとえば、ある人にとても愛している人がいるとします。ところが、相手はそれほどその人のことを愛してくれていません。というより、一方的にある人がその人を愛しているわけです。そのときの愛は、もはやエゴの塊《かたまり》状態になっています。エゴの塊となって、ひたすら愛を受け入れてほしい、相手も自分を愛してほしいと願っています。それは押しつけがましい愛であり、自分勝手な愛であり、思いこみの愛なのです。略奪にまで発展してしまうものです。

自分のエゴを満足させるためだけの愛は、けっして成就《じょうじゅ》することはありません。思いこみの行為に走ったり、相手に嫌悪感を引き起こし、嫌な状況をつくりだすだけです。それは、愛ではなくもはや欲望そのものだからです。さらに、愛の裏側には憎しみがあります。憎しみは、愛を奪っていきます。

もっとも崇高《すうこう》な愛とは、母のような無償の愛です。

けっして奪うことはなく、ひたすら与えるためにだけ存在する愛です。

そのような愛を注ぐことのできる人は、人を愛することで自分も高まっていきます。

あなたがそういう愛の人になりたいと思うのなら、つねに「無償の愛、見返りのない愛」をもって、相手に接していくのです。そうすれば、相手は喜び、幸せな気持ちになります。それによって、今度はあなた自身が、幸せな気持ちになれるのです。愛の心は、必ず自分に還ってくるからです。

しかし、欲望は、苦しみしか生みません。

ただし、欲求となると少し意味が違ってきます。欲求には、ある目標に向かって自分を高めていったり、努力をしたりするということも含まれるからです。

相手を生かし、自分を生かすような欲求というのもあるでしょうし、何か社会や人の役に立つものを創りだして発展していくような欲求もまたあります。そのように、ある程度の欲求は、生きていくうえでの活力として必要なものです。欲求がなさすぎると、無気力になってしまうからです。

奪う愛の象徴としての欲望は、破壊的な方向に使われていきます。

仏教の教えには、すべての苦しみの原因は、執着であり、怒りや恨みなどの感情の乱れであり、無知であると説いています。そのいわゆる貪瞋痴《とんじんち》（121ページ参照）が、苦しみをつくりだしているということです。

となれば、貪瞋痴の逆のものをもつことができれば、私たちは喜びを感じ、幸せになれるということです。

その逆のものとは、慈愛であり平和の心であり信頼です。

人に無執着な心で親切にしたり与えたりすることも、正しい愛のかたちといえます。

それを実践していくことで、あなたは、ネガティブなエネルギーをポジティブでクリエイティブな方向に変えていくことができるのです。

そのようにして、あなたのカルマが浄まっていけばいくほど、エネルギーはますます良い方向へと流れていくようになるのです。

瞑想により、感謝と信頼の方向にエネルギーを

自分の過去生を浄化して、マイナスのカルマを浄める

カルマを浄めるために、ぜひともしていただきたいのが、自分の今生で積んだカルマの浄化、過去生に対するカルマの浄化です。

そのためのひとつが、自分のカルマに気づき、理解をすることです。

たとえば、子供時代なら子供時代のことを、振り返り思い出していくのです。すると、いろいろなカルマの記憶が、あとからあとからよみがって出てくるでしょう。

それらのカルマの記憶には、守られていない感覚や、傷ついたり、怖がったり、不安だった感覚など、物心がつかないころのネガティブなエネルギーもこびりついています。

そこで、それらを意識して、気づきをもって見つめることで解放していくことができます。そして、さらにいかにいろいろな人や目に見えない存在に愛されていたかに気づくことによって、**カルマ、過去生は浄められていくのです。**

ネガティブな印象は、必ずトラウマとなって心に残っています。似たような体験に出会うとエネルギーは感応して、同じことを繰り返し、ますますネガティブな印象を強めてしまうのです。

しかし、ネガティブな印象とは、もしかしたら勘違いの思いこみからのものにすぎないかもしれません。思いこみは無知から生じているのかもしれませんし、誤解から生じているのかもしれません。無理解から生じている場合もあるでしょう。そこで、ああ、これは自分の思い違いだったとか、あのときはそれに気づかなかったなどと、ひとつひとつについて気づきを深めていくのです。

このように気づくことは、高い意識で行う最高のカルマの浄化、過去生の浄化のひとつです。気づいていくことで、どうしてこういうことが起きたのかと理解を深め、納得していくのです。

人は嫌なことは傷として印象に残っているものですが、誰もが見えない愛に支えられ、生かされていることには気づきません。こうした当たり前になってしまった、愛されていることは、傷となっていないので思い出すことができず忘れています。

一方、特別におもしろかったり、嬉しかったり、悔しかったり、寂しかったりしたことなど、一瞬のことであるにもかかわらず覚えています。しかし、あなたはいま、ただ無条件に愛されていたんだということに気づくのです。それこそが無限の存在の愛です。

そのことを理解したなら、今度はそれを認め受け入れていくのです。受け入れることで、自分を愛し癒やしていくことができるからです。

そうすると、今度はポジティブなエネルギーが、そこに流れていくようになります。それは、まるでコチコチに固まった塊が氷解していくかのようです。

このように、**すべてをポジティブな方向に変えていくことによって、あなたはこれから先の人生を、変容させていくことができるのです。**

ただし、ここに、あるテクニックが必要になります。というのも、過去のカルマで気づきを深め浄化が可能なのは、せいぜい子供時代までで、それ以前の何生にもおよぶ過去生については、深い瞑想に入らなければ一般的にはそこにタッチしていくことが不可能だからです。それに今生での辛い出来事やおびただしい過去生を思い出したら、それこそ気が狂ってしまうでしょう。

いまから子供時代までの今生のカルマを見ていくのにも、ディクシャでカルマを浄めるとともに、その時にそれをすみやかに楽に解かす特別な、変容した、アストラルの純粋でパワフルなエネルギーの波動の守りをいただいて行うサマディ瞑想が楽であり、安全です。そして、アヌグラハというサマディマスターの恩恵のもとに安全に進みます。プラーナによるエネルギーのアヌグラハクリヤ秘法瞑想で、積極的に今生と過去生のすべてのカルマを浄化できます。

また、サマディヤギャという護摩焚《ごまた》きなどですみやかに未来に起きるプラダブダというカルマなど、すべてのカルマを浄化し、障害を取り除くことができます。これらヒマラヤ秘教のアヌグラハ・ヒマラヤ・サマディプログラムは、最速で変容する秘法であり、カルマを浄め、サットヴァという純粋な意識にしていく道です。過去生からのカルマの曇りを取り除き、輝かせる道なのです。

それが、運命を変え、成功に導き、幸福になるためのものなのです。

自分の人生を見つめることは大変な作業ですが、サマディマスターのアヌグラハと知恵のエネルギーを借りることで、安全にすみやかに気づきを深め、自分で気づかないすべてのカルマの浄めを進めていくことができるのです。

つまり、ヒマラヤ秘教のアヌグラハ・ヒマラヤ・サマディプログラムで、カルマを浄化し、癒しと成功とさとりを得ていくのです。

まず入門のディクシャを受けることでカルマが浄められ、運命が変わります。ディクシャはいろいろあり、段階をおって浄めていくことができます。それらはアヌグラハディクシャ、上級ディクシャ、グルディクシャ、サンスカーラディクシャ、チャクラディクシャ、クンダリーニディクシャ、マントラディクシャ、シャクティパットディクシャ、サンカルパディクシャ、サマディディクシャ、ギヤンディクシャ、アスパースディクシャ、クリパディクシャ、ヒーリングディクシャと、いろいろなディクシャです。直接にさとりのサマディパワーを通して至高なる存在からのエネルギーをいただき、過去生を浄め、深い瞑想に導かれ、さとりへの扉が開き、絶対なる幸福を得ることができるのです。

瞑想は、いまの自分の状態に気づく行為

否定的なものを肯定的なものに変えていくことで、人は自分の運命を変えていくことができるのだということは、おおむねおわかりいただけたことと思います。

人がふだん何もしないでいるときの頭のなかというのは、どちらかというと否定的なことを考えていることのほうが多いのです。割合にすると、90％くらいにもなるでしょうか。えっ、そんなにと思われる方もいるでしょうが、いま、あなたが病気になったらどうですか。火事になったらどうですか。愛する人を亡くしたら、こうしたことをどれだけ理解や感謝で受けとめられるかです。潜在意識から湧き上がるものであり、誰もが絶対の安心をかかえているわけではないのです。

いま、どんなに幸福であっても、こうしたことが起きたとき、人は不安になります。そうしたことを含めた数字でもあるのです。もちろんすべてに肯定的であるタイプの人もいます。でもそれはそのように訓練したのでしょう。あるいは、小さいとき愛情をいっぱい受け、両親の育て方もよく過去生からのカルマがよかったのでしょう。しかしまだ心に無理がある状況であり、本当の自己には出会っていないし、病気を克服したり、死を超えてはいないのです。

では、一般にはそんなにも頭のなかは否定的なことでいっぱいなのに、それをどうやって肯定的に変えていけばよいのかと迷いますし、どうしたら良い縁が生まれるようになるのでしょう。

もちろん、何もせずに変えていくことなど不可能です。それだけたくさんのマイナスのカルマを変えていこうというわけですから、それなりの決意をもって臨《のぞ》まなければなりません。

とはいえ、良い行いをしつづけるというのも大変なことです。それでも、はじめなければ、いつまでたっても自分を変えていくことはできません。スピリチュアルな善行はカルマを浄化し、広い心を育みます。

スピリチュアルな善行とは単に良い思いや行為をするということから進化して、エゴのない見返りを期待しない善なる行為です。それはカルマを積まない、カルマをさらに浄化していく行為です。それは自己のエゴを捨てるためのお布施や奉仕と、人々を成長させるためのお布施や奉仕です。

カルマの浄化が進み、否定的でなくなった人も、またもともと肯定的、クリエイティブである人も、さらに善なるカルマを進めると、徳を積む行為になり、つねに人生を守られ、内側からパワーが来ます。人々から良いチャンスをいっぱいいただくのです。

それにもとらわれず、執着せず、前に進むことです。その行為はさとりを早めます。見返りを願わない無心の善行、お布施や奉仕により、自分のとらわれをカットし、さらに源泉のパワーとつながりを強くすることができるからです。

ここでちょっと表現を変えてみます。カルマを浄化して運命を変えるという表現ですが、どちらがあなたにとって受け入れられるのでしょうか。

変えるというと、とても大変なことをしなければならないと思いがちです。もっと表現をやわらかくして、安心させたいと思います。

いまのままでいいのです。

あるがまま、そのまま特別なことをせず、受け入れるという最初のステップがあります。

戦うのではなく、受け入れるのです。そして楽しいことを行う、自然なことを行うのです。

ただ真理を知っていけばよいのです。ムダなことは自然に落とされ、あなたの本来の姿が現れるのです。

本来の姿は愛であり、平和であり、知恵にあふれる存在です。

自然な存在、とらわれず、あるがままで、安らぎ、愛を与えようとしなくとも、内側からあふれるのです。源の存在、静寂に戻るのです。

さて、いま、世の中はいつもどおり動いています。そこにはいろいろな問題があります。アメリカに端《たん》を発する世界的規模の金融危機による経済不安や、地震や自然破壊、また、多くの人々が病に苦しんでいます。さまざまな目を覆うような事件があとを絶たず、日本社会はもはや安全とはいえなくなりました。しかし、このままでよいはずがありません。これでは、人々の幸せは奪われていくいっぽうだからです。

だからこそ、多くの人がより良い波動を出し合うことで、社会を浄め、地球を浄めていく必要があるのです。そのためにも、ひとりひとりが、日々良い思いをもちつづけることが大事です。

良い思いとは、平和な思い、肯定的な思い、希望と夢をもつということです。そして、感謝し、愛し、信頼するという思いです。良いことを思い、肯定的でクリエイティブな心の使い方をしていくということです。

そうした心の使い方をすることによって、人の心はどんどん自由になっていきます。それが、瞑想となるのです。静かに座っていれば、瞑想できているということのみではありません。自分自身の行為を浄めることによって、ネガティブなところが浄化され自由になる。それが良い瞑想を引き起こしていくのです。こうした行いは行動の瞑想のあるべき姿なのです。

感謝の瞑想です。信頼の瞑想です。愛の瞑想です。平和の瞑想です。

さらに瞑想すなわちメディテーションというのは、現状を見つめ気づいていることで、とらわれない自由な状態になっていくことです。

静かに座りつづけていると、あなたはあなたの内側からいろいろなものが湧きあがってくるのを感じます。実をいうと、それは、解放に向かっている自分自身の姿なのです。

さらにそれを、よりいっそう解放の状態にもっていくには、日々の行為をさらにポジティブにクリエイティブにしていく必要があるのです。

自分を見つめる瞑想、気づきの瞑想とは、自分はいまどんな心のもち方をしているのか、自分の心が肯定的な方向に使われているのか、それとも否定的な方向に使われているのかといった、いまの自分自身の心の状態に自然に気づくための行為なのです。気づくだけで、そのカルマは浄化されます。

さらに積極的に、あっ、いま自分は否定的なことを考えている、感謝が不足している、自分のなかに不満が充満している、疑いが充満している、不安が充満しているな、などと気がついたならば、今度は意識して、感謝と信頼の方向に、エネルギーを向かわせていくのです。

とはいえ、いきなり感謝しなさいといわれても、いったい何に感謝してよいかわからないものです。なんにでも感謝しなさい、空気にも感謝しなさいといわれても、そのようなことはできるわけがありません。実際に空気のない状況に出合い、空気のない苦しさを味わって、はじめて空気のありがたみがわかるものだからです。

食べることに感謝しなさいといわれても、本当に食べられない苦しさを味わってみないと、食べることのありがたさには、なかなか気づけません。断食をしたり、病気などでずっと食べられなかったりした状態がつづき、そのあとに、ようやくお粥《かゆ》にありつき、エネルギーが満ち元気になってはじめて、ああ、食べものというのは、本当にありがたいのだと、つくづく思うのです。健康のありがたさも、病気になってはじめてわかるものです。

しかし、誰も皆、いろいろな目に見えるもの、見えないもののサポートを受けて、生かされているのです。

●感謝の瞑想

愛することは良いエネルギーを出します。

何かを与えてもらったら感謝するのではなく、すでにいろいろ与えられているのです。

すべてが感謝の思いのエネルギーで浄化され、平和と癒しが起きます。


目を閉じて、自分という小宇宙に感謝します。

それに良いエネルギー、愛を出します。感謝を出します。ますます感謝をします。

体に感謝しましょう。体の部分部分に感謝の思いをめぐらします。

私の体に感謝します。体があっていろいろ体験でき、成長できています。体に感謝します。

足に感謝します。いろんなところに行って体験でき、成長できています。

手に感謝します。いろんなものをつくったり、生きることを豊かにしてくれています。

目に感謝します。美しいものをいろいろ見ることができます。

耳に感謝します。いろんなことを聞くことができ、学ぶことができます。

舌に感謝します。いろんな食べものを味わうことができます。

口に感謝します。いろんな思いを伝え、生きることを豊かにしてくれます。

内臓に感謝します。食物を消化し、体をつくる材料をつくります。

あなたのすばらしい働きに感謝します。

痛みに感謝します。一生懸命回復しようとしている働きです。ありがとう。

病気に感謝します。体を整えようと働いてくれてありがとう。感謝します。

心の働きに感謝します。理解する心、創る心、人生を豊かにしてくれる心の働きに感謝します。

生命力ありがとう。私を生かしめている力、神に感謝します。

夫婦のあいだには「許す愛」が大切

自分が悩み苦しんでいるときに、人にやさしくされると、救われるような思いがし、人のやさしさを本当に嬉しく感じることができるものです。

ただし、素直でなかったり、調子の悪いとき、敏感になっているときは、ちょっと違うかもしれません。やさしくされることが、逆にうっとうしいと感じ、うるさい、おせっかいはやめてと、なってしまうかもしれません。自分は、もしかしたらそのタイプかもと思ったら、ぜひ、うるさいと思ってしまう心を、ちょっと脇におき、逆にありがたいと思ってください。

もっとも、最近は、やさしさや親切にもいろいろあって、それが何かの裏返しなどということもあるので要注意です。それほど信頼関係のない人の場合、ある程度そこに何か含みがあるかどうかを見る必要はあるかもしれません。母がわが子に示すような無心の親切など、そうそうあるものではないからです。

それにつけても、母になるということは、大変なことだと思います。私は兄弟が多かったので、小さいころの母は、夜もほとんど寝られない生活でした。子供たちがトイレに起きるたびに一緒についていったり、病気のときは寝ずに看病したり、つねに自分より私たち子供のことを優先させていました。

本当に母というものは、四六時中《しろくじちゅう》子供のことを考えているのだと、つくづく感じたものです。母の愛とは、まさに見返りを期待しない無償の愛そのものです。

しかし、そんな無償の愛を普通の人が、なかなかもてるものではありません。未熟な利己的な愛を示せば、そこに見返りを求めてしまいますし、いつも相手から何かをしてもらいたいと思っています。ですから、自分の要求どおりに相手がしてくれないと、腹が立ってくるのです。

また、良いことをしたら良いことをしたで、だから褒めてよと、褒めてもらうことを相手に求めてしまうのです。さらには、すぐにまわりを見回して、あの人がやっていないのに、私だけやったら損だ、などと思ったりするのです。

もっとも、何をされても感謝をし、信頼し、何をしても見返りを求めない心になるためには、心を浄化し、気づきを深めていき、心を超えた力強さがなければできません。成長していくには、それなりに時間もかかるのです。

先日も、「許す」ということをテーマに、セミナーで話し合いをもちました。すると、ある人から、「許すといっても、あまり許してばかりいると、相手を甘えさせることになる。ある程度厳しくしたほうがいいのではないですか」といった質問を受けました。

たしかに、間違った言動をとっている人に対して、大丈夫、それでいいのですよ、とはいえません。なんでもかんでも簡単に許してしまうのも、たしかによくありません。

とくに、子供に対しては、愛をもって自他の生命の尊さを伝え、人を傷つけない、親切にする、自ら差し出すなど、道徳の教育が必要なのです。そして創造の源の見えない存在へ感謝する心を養うことが大切です。

厳しくするのではなく、慈愛をもって行うのです。厳しくしすぎると、かえって縮んでしまうことがあるからです。

ところで、この許すという行為は、夫婦の間では、とくに大切ではないかと思っています。奥さんが一生懸命働いているのに、旦那さんはあまり働かなかったり、あるいはその反対だったり、なかなかうまくいかないケースがあります。

お互いに、自分のほうが相手よりも、もっと我慢している、負担を強《し》いられていると、思いこんでいる場合が多いようです。そのため、うまくいかない原因を、いつも相手のせいにしてしまうのです。

でも、これではいくらたっても通じ合うことはありません。夫婦が長い年月うまくやっていくためには、この許すという気持ちがとても大切です。逆にいえば、相手に要求ばかりする愛ではなく、許す愛がないと、夫婦はうまくやっていけないということです。

また、嫁と姑、親子の関係、いろんな人間関係にも通じます。心でごちゃごちゃ言ってもやってもこじれるのみです。

心のセンターは胸にあります。

愛は心の奥にあるエネルギーです。

無限の愛へのセンターを開き、サットヴァのエネルギーにします。あなたはもっと力強く愛をもって許すことができるのです。それぞれが中心をもち、内側から満たされ、依存する愛から宇宙的愛の無償の愛に進化するのです。

エネルギーが浄められると思いは実現する

自分の行為は自分自身に返ってくる

新しい自分に生まれ変わるためには、いまあるエゴを全部捨て去るのです。それがなかなかできません。エゴとは、私は何々であるという強い思いのことです。私がしたんだ、私がもっている、私はこうである、私、私という思いです。

それは欲望とともに働きます。人の内側のしくみは、本当の自己、つまり魂と、エゴの基本のアンカーラ、さらにブディといわれる知識と、心で成り立っています。つまり大きな枠でいうと、いろんなレベルの心のすべてを外すことは、大変困難なのです。

それというのも、人は、何生も生まれ変わり、そのすべての行為の印象、つまりカルマの記憶をためこんでいて、心がそれに染められています。かんたんには、その記憶を浄化できないからです。

本当の自分となり、心とは何かに気づかなければ、カルマを浄めることができません。カルマを浄めることができなければ、エゴを破壊することができず、エゴを捨てることができないのです。

ですから、道徳的な教えをもって、心と体を正しく使います。祈ったり、良い思いや行いを積んだり、良いお話を聞いたりすることによって、感覚を浄め、心を浄化し、心と感覚、エネルギーを正しく使い、美しい心と美しい生き方を進めていきます。それは生まれ変わるための下地を少しずつ整えていくことにつながっていくのです。

たんに食べて寝て仕事をして楽しんで、という生活を繰り返すのではなく、自分自身がいままで積み重ねてきたカルマを浄めるために、気づきをもって良いカルマとなる行為を正しくしていくのです。

気づきをもって、いま自分は生きているのだと自覚し、次なる言動を決めていくようにするのです。それによって、暗闇のエネルギーが浄まっていけば、その人の夢はビジョンに変容し、先を読む力が出てきます。

そして、さらに**エネルギーが浄められると、いろいろな創造力が働くようになり、意志の力が現れるようになります。それは、思いは実現するというパワーです。**

いろいろな雑念が浄まっていくことで、すべての願いが実現していくのです。そうなれば、自分の人生、まさに思いのままになります。

このように、日々の生き方を、スピリチュアルなものにしていくだけで、瞑想はさらに深まり、人は自由自在になっていくことができるのです。

カルマが浄まったならば、過去生からの印象に巻き込まれずにすむようになります。すべてが自由になり、クリエイティブに、自分の思いと肉体を活用して生きていくことができるようになります。そうして、確実に生まれ変わっていきます。

良い思いと良い行いをし、欲にとらわれず、愛を与え、つねにポジティブに実践する。これを意識して行っていくのです。まわりの人に親切にし、貧しい人には分けてあげてください。そうした行為は、必ずあなたに返ってきます。良いことをすれば、良いことが返ってきます。やさしくすれば、やさしさが返ってきます。その反対に、憎んだり恨んだりすると、憎しみや恨みが自分に返ってきます。それが、エネルギーの法則なのです。

ここまでくると、人は、何をすればよいかおわかりのはずです。

できるだけ心を穏やかに保ち、不平不満をもたず、人をジャッジせず、傲慢《ごうまん》にならず、ネガティブなとらえ方をせず、つねに前向きに、クリエイティブに生きる。これは、練習することで、必ずできるようになります。

それでもなかには、いくら修行してもなかなか変われないという人もいるかもしれません。そういう方は、何生も何生も重ねてきたカルマの力が強くて、エゴを破壊しきれていないのです。そういう方の場合は、さらにもっともっと信頼し、与えていくことが大切です。そうすれば、必ず生まれ変わることができます。

フィジカルな体、アストラルの体、コザールの体の3つがある

私たちは生きていくうえで、再びカルマを背負い込まないように、学びと気づきをすすめることが大切です。そうした行を日常のなかで少しずつ行じつづけていくことが大切です。自分はたんに肉体と心の欲望や衣食住のために生きるのではなく、もっと本質を知っていくために、自分の内側を磨いていく生き方をしているのだとの強い意志をもちつづけていくことが大切です。

人には、フィジカルな体、アストラルの体、コザールの体の3つがあります。

アストラルの体とは、肉体を超えたレベルの、細やかなエネルギーの体ですが、そこにも過去生からの記憶や心の記憶は染みつき、心の思いがあります。

アストラルの体が浄まると、日々の行動はよりいっそう肯定的になり、まわりの人に対して親切になり、まわりの人をジャッジせずに平等の心で見ることができるようになりま

す。

そして、さらにそれより微細なコザール体のレベルになると、エネルギーを正しい方向に使っていくことで、あなたは超人となり、心と体を効率よく、良い方向に使っていくことができるようになります。そして、自分はいったい誰であるかを知ることのできる神秘の世界へと、入っていくのです。

そのようにして、人のエネルギー波動が浄められ、思いが浄められると、その人の思いは、深い純粋な意志の力すなわちサンカルパにより、自分の願うことを成就でき、成功をもたらすのです。

また、その人の思いは宇宙空間を旅し、ずっと遠くまで飛んでいきます。

人の思いが浄められると、その人のみでなく、その人の家族、それにつながる先祖やまわりが浄められ、それは日本中から世界中へと広がり、地球全体が浄められていくのです。

第7章

マスターにつながり、神につながり、生まれ変わる

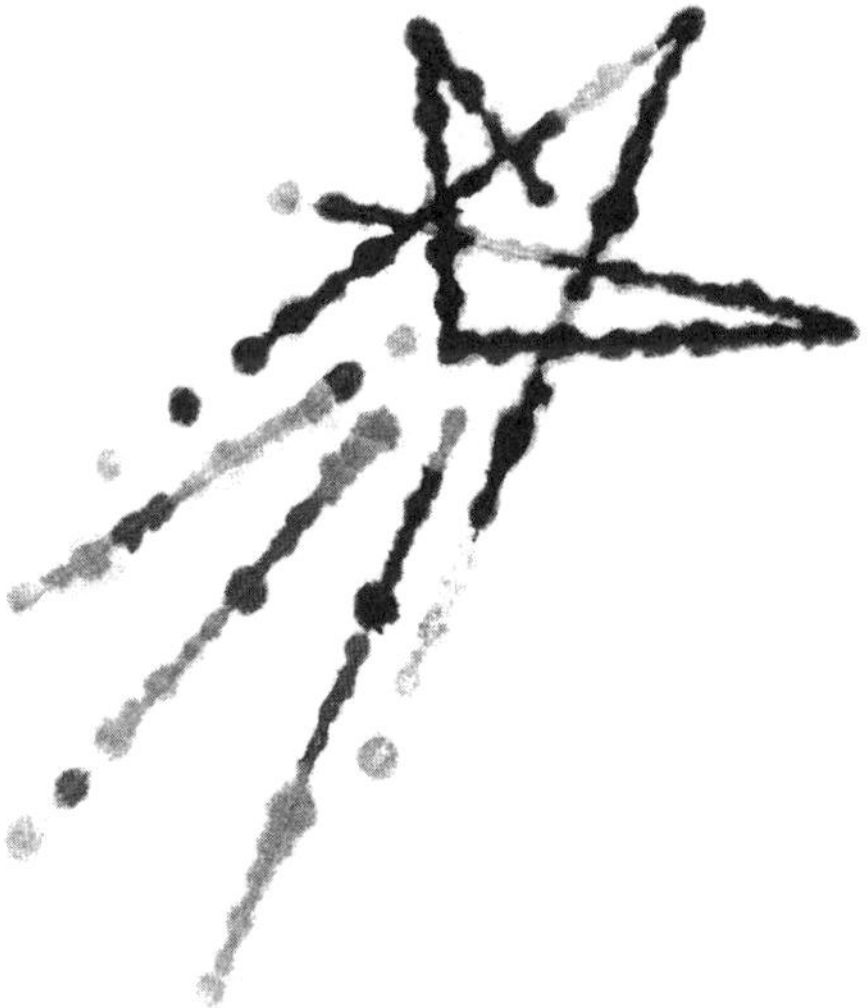

真理へのガイドであるマスターとつながり、神とつながる

マスターにつながり、神につながる

奥底ではわかっていても、誰しも何かしら違った表現をしてしまうものです。たとえば、本当はみんなを愛したい、仲良くしたいと思っても、否定的なカルマによって、それがそっくり屈折《くっせつ》されてしまうため、反抗的な突っ張った態度に出てしまったり、憎んでみたり、愛とは逆の方向に行ってしまったりするのです。人を見ていると、どうも表面的な部分にばかりこだわっているように思えてなりません。

鎧《よろい》を着た者同士が、ちょっとだけ刀で突つき合い、相手の反応をうかがう。そうやって刺激を与え合いながら、お互いに気を引き合おうとしているのです。

気を引く行為というのは、ある意味で愛してほしいという気持ちの裏返しです。でも、素直に愛を表現できないため、そのように屈折した形で愛したり愛されたりしているのです。でもそれは、実におかしな愛の表現のしかたです。おかしな愛の表現しかできないの

は、心のレンズが曇っているからです。曇っているから屈折して届いてしまうのです。曇ったレンズを通して見る外側の世界というのは、本当の姿ではありません。人が見ているものは、すべてその人の心を通して見ていますから、心のなかがどういう状態にあるかによって、見え方は微妙に違ってきます。曇っていれば、曇った状態でしか見ることはできません。

本来、真の自己、真我は太陽のようです。

それはすべてに生命力を与え、明るくする光です。

太陽の光は、源のエネルギーがいろいろなエネルギーに分離することができ、さまざまなエネルギーを与えることができるのです。七色の虹の光の波動になりますが、太陽の前に、心のレンズが曇っていると、光の波動はにごって色づいて屈折して届きます。その恵みをいただくためには、純粋な波動が直接届き、曇ったレンズを純度の高いレンズに変えなければなりません。そのためには、レンズをきれいに磨かなければなりません。

たとえば、ダイヤモンドを思い浮かべてください。それ以上の輝きはないと思えるほど、ダイヤモンドは見事《みごと》に輝いています。そこには、一点の曇りもありません。だからダイヤモンドは尊いのです。

そのダイヤモンドの輝きは魂の輝き、本当の自分の輝きです。

それがすべての人のなかにあるはずなのに、心が曇って見えなくなっているのです。そんなもったいない話があるでしょうか。

だからこそ、心を磨いて曇りをとっていただきたいのです。心は人のなかで大きな位置を占《し》めています。その心の奥に何があるのか、自分がいったい誰であるのかを知らないのです。

そして曇りを取り除いていくことで、ついに自分が誰であるかが実際に体験でわかるのです。本当の自分になることで、自分はすばらしいのだということに気づくことができます。自分が可能性にあふれ、知恵と愛に満ちた、輝いている存在であることに気づくことができるのです。

ところで、もしかしたら、知恵や愛というのは人からいただくものだと思ってはいませんか。とくに愛については、できるかぎりたくさんもらいたいと思っているのではないでしょうか。

では、そう期待するその人自身はどうですか。人に愛をあげているでしょうか。

本当の知恵や愛、パワーというものは、本当の自分、さらには至高なる存在とともにあるものです。自分自身に信頼があり、素直にならないかぎり、いただけるものではありません。つまり、疑いや否定的な心がなくなって、空っぽの心になるほど入ってくるのです。

また、自分からそういう純粋なエネルギーを発せられるようになってはじめて、人からも感謝や喜びの波動が返ってくるのです。

それがわかれば、さあ、レンズの曇りを取っていきましょう。そうして、自らも光を発する人になっていきましょう。そのために、マスターがお手伝いをするのです。

マスターは、心身の曇りを取る方法を知っています。なぜなら心を滅し、それを超え、死を超えて、至高なる存在に達したからです。あなたがそこにジャンプすることは不可能です。マスターが橋となります。マスターを通して、神につながって、マスターの呼び水をいただきながら、安心して曇りを取り除いて、光の海に達していくのです。

ヒマラヤの教えとつながる

ヒマラヤの大聖者たちは、完全なるさとりを得ています。自分のなかに何があるのか、自分の小宇宙のなかに何があるのか、さらにはすべてにおいて真理を知っています。そのような知恵に気づかせてくれる修行の第一歩がサマディ瞑想です。

サマディ瞑想によって神聖な音の波動をつくります。その波動は人のカルマを浄め、体を浄め、思いを浄め、まわりの悪い障害から守り、自分自身を自分の源の光と愛のもとに届けてくれるのです。

人生にこれからサマディ瞑想の純粋な音の波動を取り込むことができれば、人の一生は大きく変わっていくでしょう。しかも、その実践方法は実にシンプルです。そうした習慣をもつ人ともたない人とでは、人生に大きな差が生じてくるのです。

幸福に導く教えの多くは、こうしなければならない、こうあるべきだと、むしろ心や体に難解な課題を与えては、思いや行動を形からのみで精進《しょうじん》させるということを強いているように思えます。

一般的に倫理的な教えの影響下にある人は、基本的にはとても真面目で、教えられたとおりに精進し頑張ろうとするわけです。心をつねに使い、心をそのように染め上げ、暗示にかかっているようです。頑張っただけでは、道は開けません。やがて、目が覚めて、自分は思いこみをしていただけにすぎないのだと気づくのです。

また頑張って仕事をするなど、頑張ることが良いことだという考えがあります。そのため、心の思いを抑え、感情を殺してひたすらに頑張り、やがてうつなどになってしまうのです。

真の幸福になるため、さとるためのヒマラヤの教えは、心にああしろ、こうしろということではなく、自分で気づいていくのです。自然になり、それを支配できるマスターになるのです。

自分の体と心のカルマを浄化し、変容し、そのものの質をサットヴァという純粋な質に浄め、意識を進化させ、やがて超えていき、完全なるサマディ、ムクシャになる実践の教えです。気づきを行い、体を整え、浄化し、五感を浄め、心の感情や思いを浄め、心身の曇りを取り除き、変容させ、自分の心身を最速で天国にするのです。

さらにはそれらを超越して、自分を生み出した源、本当の自分に戻り、宇宙の創造の源の存在に還るのです。心と体のすべてを知って、質そのものを変えることを目指します。

人は、もともと神から生まれてきた、神の分身であるため、そこに還りたいという願望がつねに奥深くにあります。

ところが、いまいる世界は、まさにカルマに支配された世界であるために、ついついカルマの欲にとらわれてしまいます。感覚や心が、これがすばらしい、あれがすばらしいと、次から次へと誘惑され、そのたびごとに立ち止まったり、間違った方向に歩んだりするため、どんどん遠回りをしてしまいます。あるいはそれにさえ気づかず、無知のまま、心を自分と思い、心の思いに翻弄され、喜んだり、苦しんだり、上がったり、下がったりのカルマに翻弄される人生を繰り返して生きていくのです。

自分はいったい誰なのかを知ることとは、すべてを創りだす宇宙の源の存在にさかのぼってそれと一体となり、すべてを知ることであり、迷いから、苦しみから解放され、さらには不必要なエゴのこだわりやエゴの嬉しささえも落とし、心を滅し、何にも勝る最高の知恵と宇宙的な愛の人に生まれ変わることなのです。人生をより豊かにする生き方を得ることなのです。いますぐそれを学んで、暗闇の迷妄の世界から、知恵と光の世界に生きていただきたいのです。

どんなに社会的な地位を得ても、どんなにお金を手に入れても、どんなに良い仕事をしても、自分が内側の真理や内なる光、内なる愛、内なる平和を得る、本当の自分になっていかなければ、内側がいつも不安で満たされず、完全なる幸福ではないのです。何かいまだ満たされないものがあり、奥深くにいつも虚《むな》しさが横たわっているのです。

外に心で築いた豊かさは、この世の成功であり、喜びであるのですが、それらはいつか自分から離れていってしまうかりそめの喜びであり、永遠のものではないのです。

人は自分のなかにさまざまな可能性があり、いろいろな部分から成り立っています。どんなに幸福であっても、そのほんの一部しか使っていないし、開発されていないのです。

さらに内側を目覚めさせ、それぞれを浄め、知って、超えていき、最高の存在、全知全能の存在、純粋な存在、神性に出会っていくのです。

それを知ったうえで、この心と体を活用し、豊かにエンジョイして、より執着せずクリエイティブに愛と平和を分かち合って生きていくのです。

内の世界と外の世界を、気づきをもって、汚されず、体験して生きていくのです。

誰もが真理に出会い、意識を進化させて、知恵ある人、愛ある人、平和の人に変身できるのです。そのことに関わることが、私にとっての喜びです。

生まれ変わるために必要なこと

自然に生きる

科学の進歩により、それまで謎とされてきた多くのことが解明されてきました。ところが、科学では解明できないものがあります。

それは私たち人間の内側です。

解剖学的にはかなり解明されてきたのですが、実際の働きがどうなのか、生きている状態でどう働くのか、いったいどういう成り立ちでできているのか、なんで私たちは生かされているのか、何が私たちを養っているのか、なぜ体は動くのか、心はどういう状態のときに効率よく働き、どういう状態のときに落ち込んでしまうのか。

それを、科学で解明することはできません。

しかし、ヒマラヤの聖者たちは、サマディによって、それらのすべてを知っています。それがわかる知恵を発見しました。それが真のヨガであり、さとりの科学、生命の科学、心の科学、体の科学、宇宙の科学なのです。

それはヒマラヤ秘教であり、修行という形で、秘密裏《ひみつり》に伝えられてきたのです。

ヨガという言葉は、結ぶということを意味します。

人は宇宙と結ばれ、宇宙のバランスのなかで生きつづけています。人が宇宙と調和のとれた関係を保っているかぎり、なんら問題もなく生きていくことができるのです。そういうとき、内側は、宇宙からいただいた豊かなエネルギーで満ちています。

修行では体の5つの要素、土、水、火、風、空《くう》が浄められ、五つの感覚（インドリアという）、視覚、聴覚、嗅覚、味覚、触覚が浄められ、さらに心、感情、思考、記憶、エゴのアンカーラの各レベルが浄められ、エネルギーのセンター、チャクラが目覚め、クンダリーニが目覚めます。そして、これらのことがすみやかに自然に進められ、深い瞑想が起きるのです。深い瞑想のなかで、やがてサマディが起きます。時空を超え、死を超えて生まれ変わるのです。

こうした修行のプロセスで覚醒した人、自分をコントロールできる人、疲れを知らない若さを得た人となり、人生の豊かさを知ります。

さて、安らかな心は、人が自然と一体となっているときに得られるものです。空を見たり、山を見たり、川を見たり、美しい草花を見たり、そういう自然の波動に触れると、私たちは安らぐことができます。

そこで、意識を、そういうものに合わせていくのです。それらは神が創りだした自然であり、そのなかにそれぞれの神が宿り、創造主である神から新たな生命力をいただくことができるのです。

インドではそれぞれ自然のものがやおよろずの神となって人々の信仰の対象になっています。

また、ヨガのアーサナは動物の形の真似をします。動物たちというのは、かぎりなく自然に近い状態で生きています。自然の恵みを受け、自然の能力を得て生きています。速く走れたり、遠くの音が聞こえたり、暗いなかでものが見えたり、飛んだり、水のなかを潜ったり、木から木へ飛び移ったり、実にさまざまなことができます。

人間もまた動物であり自然の一部なのですから、本来はそうした能力を多少身につけていたはずです。ところが、頭が発達し心が発達するにつれ、そうした能力はどんどん退化してしまい、その結果、体がずいぶん固くなってしまいました。

ヨガには、コブラのポーズとかバッタのポーズなど、動物の名前がついたポーズも多いのですが、そういうポーズをつくることで、その動物の優れた能力をいただくわけです。

そのように、本来の可能性を刺激することで、ともすれば退化しやすい現代生活の中で、私たちは自然性を高め、美しい肉体をつくっていくことができるのです。美しい肉体と、そこから生まれる美しい動きは、美しい心をつくることにも役立ちます。また、自然性がよみがえることで、健康度も増していきます。

信頼すればパワーを得る

平和な心とは、真んなかの心、中心の心、いまこの瞬間にあるという心です。心は、過去か未来か、いつもどちらかに傾いています。過去にこだわり、未来を思って心配したりしています。心は忙しく、つねにさまざまな心を、意識するしないにかかわらず働かせ、混乱しています。その心の働きをやめれば、いまという瞬間をつくりだすことができるのです。

それは理解のしかた、考え方ひとつでも変わってきます。**人は、変わることをどこかで恐れているようなところがあります。**しかし、まずはその考え方を改めなければいけません。そのためには、**すべては変化していくのだということをしっかり理解することが大切です。**自然界におけるすべてのものは、役割が終われば消えていくものです。そうした変化を、受け入れなければなりません。

悲しみもそうです。永遠に悲しいことなどないのです。いまどんなに悲しくても、必ずそれは過ぎ去っていくものです。しかも、悲しんでいるのは心の思いなのです。心が悲しいと感じて動いているのです。

別れもそうです。別れはとても辛いものですが、出会いがあれば必ず別れはきます。別れはさまざまです。別れることで新たな出発を迎えることができると思えたら、別れという経験を、成長の糧《かて》にしていくことができます。そして、それはすばらしい学びなのです。

悲しみも喜びも、すべての感情は心がつくりだしています。

とくに悲しみや苦しみは、心が悩んでいる証拠なのです。何かを否定していたり、すぎていたり、曲がっていたり、見えなかったり。心とともにあるかぎり、つねにこうしたことを繰り返し、喜んだり、へこんだりと、一生繰り返していくのです。

ですから心を浄め、バランスをとって静め、かつ気づきを深めることができれば、自然に悩みも消え、悲しみや苦しみからも解放されていくのです。

人は通常、自分のエゴを満足させるために、つねに何かを要求しています。要求して次に進むという場合もありますが、エゴの要求ばかり聞いていると本質のものを見失ってしまいます。ですから、ある部分、エゴを放っておくことが必要です。放下する、投げて放って下す（捨てる）のです。それは練習によって、できるようになります。それはやがてアウェアネス（気づき）となり、ニシカマといわれる修行となります。すべてのことに執着せず、巻き込まれず、見つめ、超えていく修行です。

また、瞑想と並行して日々の生活レベルで「分かち合ったり、捧げる」練習をしていきましょう。

心は、いつも何かを手に入れたいと望んでいます。そうすることで安心を得ようと思うのです。その心を自分から切り離すには、その逆のこと、つまり**与える、あげるということをしていけばよいのです**。あなたの親切をあげる、スピリチュアル的には自分の行為を神に捧げ、浄めていくのです。

そうすることで、あなたに貼り付いたカルマをひとつずつ浄めていくことができ、執着を切り離し、平和なとらわれのない心をつくっていくのです。より純粋な本当の自分に近づくことができるのです。そうした個人の意識の拡大は、やがて世界の平和につながっていくのです。

「でも……」という言葉を飲み込み、よけいなことを考えるひまのない状態をつくりだす

瞑想は、個人の意識を変えていきます。日常的な心を使っての浄化の方法は、無心で見返りのない心でみんなに親切をしたり、自他を生かすクリエイティブな行いをしたり、自他を生かす思いをもち、美しい言葉を使うなどしてください。その人から出ていくものが、すべて自他を傷つけないものになるようにするのです。それも、練習によって必ずできるようになります。

もし否定的な思いが浮かんだら、それに気づいていることです。もちろん瞑想により執着がなくなります。さらに捧げる行為により執着がなくなるのです。この両方を行うことでさらにスピードアップして、それらのことが自然にできるようになり、本当に楽に生きられるようになって、肉体と心を効率よく使っていくことができるようになります。

それは、心と体を、自分自身で支配して使うことができるようになるということでもあります。いままでは自分の過去からの教育や体験からの思いこみや、こだわったエゴによってすべてがコントロールされてきました。どちらかというと、それまで、運命に流され、

翻弄されて生きてきたのではないでしょうか。よく運命は変えられないという人がいますが、そのようなことはまったくありません。

ついよけいなことを考えてしまい、それに振り回されてしまうという相談を、よくいただきます。心は過去生からずっと使ってきて、自分は心であると思いこんでいるのですから、無理もありません。

心地のよい権力の座、支配の座、真理でない何かに依存する座を、神や本当の自分に明け渡すのです。心のこだわりを取り除き、素直に純粋になるのです。

心はつねに勘違いをしてしまいます。言いわけをやめて感謝して静かに見守り、本当のあなたに座を譲るのには、エゴを信じていると時間がかかります。人によっては信頼が難しく、神を信じることができません。確かに、よけいなことを考え、つい心の言葉に耳を傾けてしまい、黙って何もしない本当の自己が頼りなく思い、信頼をしているつもりであっても、新たに問題をつくり、さらに悩むことで、問題をよりいっそう複雑にしてしまうということは、よくあることです。それは、自分が心と一体になってしまっているからです。

親は子供のことをとっても心配し、深く干渉します。心配するのが母親の仕事であると理解すると、いちいちその心配のおせっかいを疎《うと》ましく思ったり、うるさがらずにすみ、逆に元気で生きている、ありがとうと思えるものです。

このように心というのは、もともとそういう性質なのだととらえ、理解し割り切ればよいのです。それができれば、やがてあなたの心は無になり明鏡止水《めいきょうしすい》になるのです。

小さいころ、私や兄弟がときに母に何かをいわれ、それに対して「でも……」というと、決まって母は、「でもも、くそもない」といって叱りました。「でも……」とは言いわけにすぎない、というわけです。ちょっと下品な言葉かもしれませんが、私の実家の地域では、よくそうした言葉が使われました。母にいわせれば、何かを言われて「でも……」と返すのは、「くそ」くらいどうでもいいことだというわけです。

それでもつい「でも……」と口から出てしまうのは、それによって自分を正当化しようとしているのです。会社や学校に遅刻すれば、「電車が事故で遅れて……」とか、「出がけにお得意さまから電話がかかってきて……」などといって、自分は正当な理由で遅刻してしまったのだと主張するのと同じです。

そうやって、自分なりに必死で自分を防衛しているということなのですが、実は、いえばいうほどみっともない自分をつくりだしているのです。自分をよく見せたいがための言動というのは、かえって自分を醜《みにく》くさせてしまうものだからです。

「でも……」も同じで、真実を主張するための手段として必要な場合もあるかもしれませんが、そのようにして言いわけをしたり、自分を正当化したりする行為というものが、単に言葉で自分を化粧しているにすぎず、そのように見せかけても美しく見えるはずはなく、実は自分を疲れさせてしまっているのだということに、気づかなければいけません。

そこで、これからは、何かをいわれて「でも……」と返したくなったら、思い切ってその言葉をストップさせ、内側から自分の思い、エゴを見るのです。そして、解放される姿を見ていくのです。そうやって、捨ててしまえばよいのです。

もしあなたが、あっ、いま、よけいなことを考えているなと思ったなら、「私にはかかわりのないこと」と無視するのです。そのくらいの余裕が欲しいものです。間違っても、「どうしよう！　どうしよう！　どうしよう！」などと思ってはいけません。

よけいなことを考えてしまう人というのは、そのことでぐずぐずしてしまうため、なかなかやる気が起こらないということがあります。

そこで、どうしたらよけいなことを考えずにすむか、ちょっとしたコツをお教えしましょう。

いつも好きなことを一生懸命行うのです。

あるいはなんでもよいから一生懸命働きます。もちろん他人に迷惑にならず、自分が解放され、他人も喜ぶことを行うのです。やる気以前の問題です。とにかくコツコツ動くクセを身につけておくことで、よけいなことを考えるひまなどないという状態をつくりだすのです。やがて体に気が行き、心がその仕事に夢中になり、その精神が一時的に安らいでいくのです。

さらに至高なる存在、ハイヤーセルフがすべてを行っている、見ていてくれる、自分は無心でいまを一生懸命生きればよいと思うのです。

自分の望むイメージと重なったとの確信が、新しいエネルギーを獲得した証拠

自分のいつもの言動と、正反対のことをする

最近は、頭痛や腰痛に悩まされている人が多いようです。頭を使いすぎると頭が痛くなり、目を使いすぎると目が痛くなったりします。

エネルギーを集中して使いすぎ、それとともに体によくない老廃物《ろうはいぶつ》が蓄積したり、使いすぎで緊張したり、バランスがとれない状態をつくり出したりと、さまざまな原因で、その部位というのは痛みを感じるようになります。

現代人というのは、ある部分を機能的、生理的、心理的に偏《かたよ》って使いすぎることによって、問題を生じさせているように思えてなりません。頭も目も、使わなければならないときに使えばいいのです。自動的にスイッチが入ってしまい、興奮したままの状態で、24時間使いっぱなしにしているという人もいるようですが、そんなに使う必要などないはずで

す。リセットする方法を知らないのです。

サマディ瞑想は、心と体を完全に癒やす方法のひとつですが、心と体を深く休息させる、つまり上手に、死んだように深いリラックスをいただく練習でもあり、再生されます。

死ぬ前には、頭のなかのいろいろなものがいっぺんに出て、走馬灯のように思い出されるのですが、日ごろ瞑想によって、あなたの心のなかが浄化されるプロセスで、思いが浮き上がって解けていくのです。この場合の思いの浮き上がりは、浄化され、解放されている証拠であり、良いことです。

瞑想をはじめたあなたが、以前と比べて少しでも楽になっていると思えたならば、それはあなたが良いことをしているという証拠なのです。成長の度合いを、無理にチェックする必要はまったくありません。心の欲を落として行うのです。

自分の内側深くを浄め、真理を知っていくことは、実は最高の善行なのです。それは自分のみならず、家族や先祖の霊の浄めにもなっていくのです。

そして、日常的に心と体を上手に使っていきます。覚醒し、使うということと使わないということを、同時に学んでいくのです。

誰しも自分の言動にはある種のクセがあります。そのクセは無意識であり、気づかないことが多いのですが、それを矯正《きょうせい》すると自然体となり、楽になります。

その方法には、そうしたクセと反対のことを意識してやっていくというのがあります。たとえばふだん黙ってばかりいる人やブスッとしている人は、無理にでも笑うことを多くしていきます。また、泣いてばかりいて、笑えといわれてもそれは無理だという人の場合には、ふだんのようにではなく、徹底的に泣いてしまうのです。それから笑うのです。

いつも文句ばかりいっている人は、枕に不満をぶちまけます。

そうしてそれと決別し、感謝するのです。

ただし、いわれてすぐできるのなら誰もがすぐクセが直ってしまいます。心のクセ、体のクセ、どちらも気づきをもち、瞑想をしてリラックスすると本来の自然の姿に戻っていきます。深いところの自分はクセがなく自然なのです。

また、外から形から変えていくという方法もあります。

たとえば、自分のイメージは暗いかなあと思えば、どのようにすれば明るいイメージになるかを、表情などで研究し、実際に試してみるのです。そうして、「あっ、いま自分は、明るいイメージでいる」と思ったならば、それをしっかり心に刻み込み、明るくしている自分を実感する機会をできるだけ多く積み上げていくのです。

そうしていくことで、あなたは本当に明るいイメージの人に変わっていくことができるのです。あるいは自分の理想とする姿をイメージするのもよいです。

そのようにすれば、あなたは自分が理想とする姿に、どんどん自分を近づけていくことができます。**いまの自分があなたの望むイメージと重なっていると確信できたならば、それは大きな喜びとなってあなたに返ってきます。**

そして、あなたをさらに生き生きとさせるでしょう。

あなたが、さらに生き生きとしてきたということは、新しいエネルギーを獲得した証拠でもあります。それはひとつの、生まれ変わるということなのです。

第8章　ヨガは人類の至宝

さとりへのたしかな足どり

ヨガの目的は、心を平和にして幸せになり、まわりの人も幸せになってもらうこと

私は学生のころ、座禅《ざぜん》をやっていました。在家《ざいけ》の、学生座禅などという形で仲間を集《つど》い、集団でやっていたのですが、それがいまもつづいています。ですから、年数はかなり長いわけです。若いころの通り道というか、人生とはなんぞや、と探究することを目的にやりはじめたのです。

そのとき、仏教やキリスト教なども勉強しましたが、よくわからないためにどんどん突っ込んでいって、最終的に臨済《りんざい》禅に行き着いたのです。曹洞《そうとう》もやりました。

臨済と曹洞では、同じ座禅でも求め方が違います。臨済はひとつの問題を出され、それを解くことによってさとりの境地に入りますが、曹洞はそういうものを求めず、ひたすら座ることでさとりを開きます。

そういうなかで、最近はヨガという話が、ちょこちょこ出てくるようになり、ヨガとはいったいどういうものなのかが知りたくなりました。

概念としてはわかっているつもりなのですが、実際のヨガとはどういうものなのか、仏教とのつながりはどうなっているのかとか、瞑想も座禅もさとりの境地を得ることですが、どう違うのかなどを知りたいのですが。


（61歳、会社役員）


瞑想の方法は、ステップごとに違ってきます。究極には心を空っぽにして、それを超え、創造の源に還ることを目標にします。自分という小宇宙の内側への旅を順次行い、すべてをさとっていき、実際に変容して真我となり、真理をさとっていく教えです。

そうはいっても途上に雑念は出てきますから、心を使いながら、何かの対象や思いに集中することで、心を落としていくということをしていきます。

その対象となるものには体も入ります。体のすべてを知るということをするのです。

私たちの体には、フィジカルの体、アストラルの体、感情の体、メンタルの体、知識の体、喜びの体、究極のコスミックの体があります。それぞれのすべてを浄め、知り、それを超えていき、進化し、体と心が生まれてきた根源の存在に還り、さらにそれをも超えて本当に宇宙が生まれてきた創造の源に入っていきます。それが究極のサマディなのです。
そして、**サマディへのプロセスを体験していくための訓練法が、ヒマラヤの秘教、真のヨガと瞑想なのです。**

いにしえの聖《リシ》のサマディから、サナタンといわれる永遠不死の宗教が生まれました。神に出会う不死の教えです。それがヴェーダであり、ウパニシャッドの哲学です。それらをまとめてベダンタといい、仏陀はそこに学び、さとりを得て仏教が生まれたのです。そこには最高の目標に向かう、実践的ヒマラヤ秘教の教えがあるのです。

ある日忽然《こつぜん》と仏教が生まれたかのようにいわれていますが、これが仏教のルーツです。インドにいくとお釈迦さまはインドの神、ヴィシュヌという神様の生まれ変わりだと、学校でも教えているほどなのです。

お釈迦さまと同じ時代に生まれたジャイナ教も、いまはヒンドゥ教のなかの一派として活躍していますが、仏教もヒンドゥ教の源流にあたるサナタンといわれるベダンタの教えの一部の影響を受けて生まれたのです。仏陀から２００年ほどの歳月を経てアショカ大王のときに、国王自らが仏教に帰依したので、その広大な勢力範囲に従って、広くアジア全体、東南アジアにも広まりました。

仏教はそれぞれの時代に応じて当時のインドのサナタンから生まれたヒンドゥ教の宗教

の流れの教えを組み入れて、小乗仏教から大乗仏教、その後、十五世紀になってタントラヨガの教えを組み入れたタントラ仏教と、いろいろなかたちが生まれていきました。

その後、仏教は次第に勢力を増し、そのころのお坊さんがものすごく傲慢《ごうまん》になり、ヒンドゥ教の神様が祀られていた寺院に仏陀を据え換えるほどの勢いだったのですが、当時の仏教の最高指導者とベダンタの最高指導者の、サマディヨギであり大聖者であるシャンカラチャリアとの真理の論争となり、結局、仏教徒は負け、ヒンドゥ教にサレンダーして滅びてしまったというわけです。ですから、インドでは、弟子たちのせいで仏教は一度絶滅しているのです。

私は、インドで生まれた仏教がインドにないことを不思議に思っていたのですが、こういった歴史のいきさつがあったのです。

戦後、不可触民の人々が、仏教の教えの平等性に感動し、仏教を信じ、独立後インドでも新しい仏教徒が出てきました。

お釈迦さまは王族の出であり、確固たる地位があり、知識の担い手である、権力を握るバラモンという僧侶の階級から真理の牽制《けんせい》があったように、教典からもうかがい知れます。

お釈迦さまは武士の階級のクシャトリヤであり、ブラフマンの知識階級が勉強するヴェーダの哲学を学び、それを生み出したサマディを行うヒマラヤの聖者を訪ねて教えを受け、実践し、最高のヨガの瞑想を行い、真理をさとったのです。そして人々を救いたい慈愛から庶民のレベルにまでその教えのエッセンスを広めていったのです。

人々は、当時もいろいろな方法で、神を慕《した》っています。真理は難しくてわかりませんが、一般の人や多くの聖者は、信仰を通して、わかりやすく、力強く、すぐに幸福になることのできる、神をシンボル化した偶像崇拝をしていました。また、火を焚いたり、ガンジス川に沐浴することで、心身のカルマを浄めて、願いを叶えていく救いが広まっていました。もちろん一部の知識人や本格的な修行を望む人々には、高いレベルの真理に出合う修行やタパスという苦行があります。

当時本当の高いレベルの聖者だけの行だった、真理を実際に体験をしてさとっていく瞑想を、仏陀がみんなにオープンにしていったのです。そんなわけで当時、仏陀はとっても異端な存在だったのです。

最初の教えの小乗仏教のころ、お釈迦さまが生きていらっしゃるころは出家者のサンガという僧団があり、瞑想をする仏教はものすごく高い次元の行をもっていたわけです。

仏陀がこの世を去られ、さらに時を経て、さらに多くの一般の人にも直接的な救いをということで、仏陀を信ずる信仰を強くすすめる大乗仏教となって、さらに広まっていきました。

それらはもともとインドのベダンタを含む宗教のなかにあって行われているものを仏教的に解釈して広めていったのです。

その後、ベダンタを含むインドの宗教は、ヒンドゥ教と呼ばれるようになったのです。仏教が生まれる以前、六派哲学といい、いろいろな考えが台頭して、混乱をしていました。当時は、神に大切なものを捧げ、願いをかなえてもらうため、生贄《いけにえ》という残酷で野蛮な土着の風習があり、そういうものがどんどんエスカレートしていくような風潮がありました。

そこで現れた**仏陀は、ブッダガヤやラジギールなどの周辺を行脚《あんぎゃ》しながら人々に出家を呼びかけ、本当の真理とはこうであると、ヴェーダの哲学のウパニシャッドの実践的な高い教え、つまり真のヨガ、瞑想に出会い、体験から得た知恵を説いてまわったのです。当時のヨガは心と魂のヨガ、精神的なヨガなのです。**

ヒマラヤ秘教の真のヨガは、歴史の最初から、もっとも実践的に、宇宙の根源の存在、本当に神に出会うための秘法と教えを伝えていました。

偉大な聖者、サマディヨギのサマディのなかでの体験の知恵をもとに、ヴェーダの哲学が生まれたのです。そのなかにウパニシャッドがあります。

神に出会う教えは、いろいろあります。そのなかにバクティヨガという信仰のヨガもありますし、クリヤヨガというエネルギーのヨガもありますし、体のヨガであるハタヨガや、のちに禅を生むことになったラージャヨガ、チャクラ覚醒法で知られているクンダリーニヨガなどがあります。私のところでは、それらを総合した形の真のヨガ、健康を得て、真の幸福、エンライトするサマディまでのヒマラヤ秘教の教えを伝えています。

一般に座禅というのは、静かに自分の内側を見ていくわけですが、ヨガの場合、気づきとともに心身魂のすべてのレベルを積極的に浄化し、覚醒させ、調和をはかります。

それは、あたかも叩けばホコリが出るというように、内側をさらに叩いて捏《こ》ねて均《なら》すことで、カルマを焼いて全部をきれいにして、なお光になっていくという完全な変容のプロセスの体験です。

濁った水の入ったコップを静かにおいておくと、やがて泥は沈澱していきます。そのように、あなたの内側が静かになると、実に多くのものが沈澱していきますから、それらを全部取り除いていくわけです。

心と体のすべてを知りつくし、それらを超え不死になり、神を知り、真理を知るのが真のヨガ、ヒマラヤ秘教なのです。さらに意識を進化させ、自由な人になり、愛と知恵が湧き出づる変容した人になるのです。

さて、お釈迦さまの仏像を見ますと、ヨガの座法をして座っています。

ヨガの座り方にはいろいろあります。正座で座る場合、あるいはスカアーサナといって、膝を外に折って座る場合、その足の片足だけ組んで座ったり、あるいは足のやわらかい人は結跏趺坐《けっかふざ》を組んだり、膝を曲げ、肛門のほうに踵《かかと》をつけてしまったりするという座り方もあります。そうやって、エネルギーの調整をしているのです。

お釈迦さまがそういう形で座っているのは、瞑想をしている証拠であり、ヨガを行っていたのであり、深い縁を感じるのです。

ヨガは、ヒンドゥ教のなかのヨガ派といわれる一派でもあります。すべての流派のなかになんらかのかたちでヨガが入っています。

また、お釈迦さまが生まれたのは紀元前500年くらいですが、ヨガはそのずっと前、紀元前1万年くらい前、マハーバーラタができる以前からあり、仏教よりもずっと古いのです。ですから、当然、**お釈迦さまもベダンタのなかの実践のヨガを学ばれ、ヨガの行をされて、仏教を啓かれたわけですから、仏教はヨガに深い関わりをもつのです。**

仏教もキリスト教も、その後弟子によって解釈が微妙に違い、それぞれにいろいろなグループが現れ、どれが本当の仏教なのか、本当のキリスト教なのか、一般の人にはわからなくなっています。それと同じように、ヨガにもいろいろなやり方があり、いまはヨガというと多くの場合、健康法のアーサナを行う体のヨガを指すことが多いのです。

真のヨガは、まず人に迷惑をかけない、傷つけないという不殺生《せっしょう》の教え、心の平和の教え、執着を取り除く、慈愛の人になるという道徳の教えが根本にあり、さらに人は誰しもその人の環境、宗教、肌の色、カーストが違っても、すべては無限の存在から生まれた同じ魂をもつ存在であり、愛の存在であるとして、エゴをもっとも嫌う教えなのです。

瞑想は高度のヨガであり、心を浄化して、心を執着から解放し、自由に、本来の愛を目覚めさせ、平和をつくり出す行です。

真のヨガは競争の世の中で、競争やコンプレックスのためや、パワーゲームのために、使われるものではなく、クリエイティブに人々を幸福にするため、才能は人々を生かし慈しむために使っていく、利己的な思いからだけでなく、すべてを愛し、受け入れ、シェアする、人に向かう進化のための行であり、自分はいったい誰なのかを知るための教えなのです。エゴや競争心やジェラシーや疑いを浄化し、心を超え、根源の、平和で愛に満たされた純粋な本当の自分に還る教えなのです。

プロセスの途中、シディ（超能力）が現れます。

体のパワーやスピリチュアルパワーが現れます。

人々は超能力が好きです。それを愛します。でも、それにとらわれるとなかなか本当の自分、真のさとりに到達することができません。

人は誰もパワーを欲しがったり、特別秀でた能力を欲しいと思います。それが目的となるのです。その奥底の思いは、人に勝つためや、力を得て人をコントロールしたり、優位に立つためであったりし、それを得ることでそこにとらわれると、さらに強力にエゴを強め、それを超えるところにある本当のさとりにいくことができないのです。

超能力を得るためのヨガではなく、一部の超能力のみでなく、すべてを進化させ、川の流れが海になる、全体になる、真の自己になり、さとるためのヨガを目指すのです。超能力はプロセスでの雑念なのです。

ヨガの本来の目的は、自分の心を平和にし、幸せになるとともに、まわりの人も幸せになってもらうことです。だからこそ、ヨガは人類にとって偉大なる財産なのです。

なかでもヒマラヤ秘教のヨガはヨガの最高の教え、最高のさとりへの道を示すことができるのです。

●平和の瞑想

自然から大きな恵みをいただいています。

それらが、バランスがとれ、平和であること、私たちを平和にしてくれます。

人のエゴを溶かし、まず平和を表します。

内側の宇宙の同じ要素が平和になることから、深いやすらぎと癒しをいただけるのです。


楽に座ります。合掌します。

深呼吸を5回行います。


次のことをやさしく思います。


土が平和でありますように。

水が平和でありますように。

火が平和でありますように。

風が平和でありますように。
空が平和でありますように。
月が平和でありますように。
太陽が平和でありますように。
体が平和でありますように。
言葉が平和でありますように。
心が平和でありますように。
魂に、やすらぎがありますように。

静けさに5分間、意識を向けています。
すべてに感謝します。
目を開けます。

肉体を超え、心を超えていくことにより、いまに生きることができるようになる

瞑想には、以前からすごく興味があって、一度、ヒーリング瞑想というものをやったことがあります。ところで、マントラは、どういうマントラを使うのでしょうか。

（35歳、歯科医）

そのディクシャは、神のグレイスのエネルギー伝授です。ディクシャは、サマディマスターのシャクティパットによる浄めの儀式です。

これはどこにもない特別な、ヒマラヤ聖者、サマディヨギのみが行う儀式であり、そのとき、マスターからのブレッシングをいただきます。ブレッシングとは、神のエネルギーがマスターを通して弟子に与えられることです。

シャクティパットは直接のタッチのサマディパワーのエネルギーが与えらることです。サマディヨギのマスターよりの高次元のエネルギーで、よりすみやかに浄められ、バランスがとれ、変容をもたらし、深いやすらぎが得られるのです。

入門ディクシャのとき、サマディ瞑想の伝授が行われます。

サマディ瞑想は秘密の波動を用います。それはサマディマスターからのディクシャの浄めのエネルギーのブレッシングとともに与えられて、はじめてその力が生きる特別なものです。

波動の音にはいろいろな種類があります。サマディヨギによって選ばれ、その守りによって使われる波動は特別なのです。それらの波動は、マントラといわれるものです。

それらは基本の進化のマントラ以外に、ビジネスに成功をもたらすマントラや人生をよりよくするマントラ、頭がよくなるマントラ、障害を取り除くマントラや守りをいただくマントラ、癒しのマントラ、チャクラの開発のマントラと、さとりのマントラなどいろいろあり、サポートします。

マントラの波動は聖なるバイブレーションのエネルギーです。原子力のようなパワーをもち、磁石のパワーをもっています。それはメッセージを持ち、目的に向かうのです。その音の波動は心のさまざまなレベルを浄化し、パワーをつくり出します。つねにマスターから正しい方法で伝授を受け、その指導のもと正しく使う必要があります。それをよく知るマスターのガイドでその修行を行わないと、危険でもあります。

波動はクリエイティブな力と同時に、誤って使うと破壊する力にもなるのです。昨今の傾向として、何でも民主主義とかでオープンになりがちですが、こうしたパワーは正しく用いないと効果がなくなってしまったり、災いがもたらされるのです。私はあなた方それぞれのクオリティに合ったいちばん必要な波動を授けていきます。波動は乗りものとなって、あなたを根源のレベルに連れて行き、サマディに導いてくれるのです。つねにあなたを守り、心身のカルマを浄めてくれるのです。

入門のディクシャから始まって、コースの種類に応じて、その人の瞑想の進化とともに、そのレベルに応じて順次新たなるディクシャの伝授をいただいたり、レベルに応じたヒマラヤ秘教の秘法の伝授をいただき、また、数々の秘法の伝授をいただき、エネルギーを浄化し、内側深くカルマを浄め、変容し、さらにすべてを超えて本当の自分になっていくことができます。

ヒマラヤ秘教の中のアヌグラハクリヤ秘法瞑想とは、浄化の早い、階段をおった光の瞑想法の修行を通じて、あなたのさまざまな八百万《やおよろず》のエネルギーを浄め、整え、生理的にも心理的にも霊的にも浄め、統合していくエネルギーの秘法です。それは実際体験していただかないとわかりにくいでしょう。これらは実際に変容していき、サマディに達していく、さとりを得るプログラムです。その全体をアヌグラハ・ヒマラヤ・サマディプログラムといいます。

これらのヒマラヤ秘教の教えは、秘密に伝えられてきた教えです。アヌグラハクリヤ秘法瞑想のプラナヤーマやムドラなどのエネルギーの秘法も、マントラと同じく、それをよく知るサマディマスターから伝えられないと危険であり、その歪みは、霊的歪みとなるのです。コントロールが不可能となり、誰も治すことができなくなります。こうした教えは伝統に則って大切に扱わなければなりません。

インドでは、星の数ほどスピリチュアルマスターがいて、すべての人がなんらかのかたちで、マスターからマントラをいただいています。

それでもヒマラヤの聖者サマディマスターからマントラを直接いただけるということは、インドにおいてもなかなかありません。私はハリババジのブレッシングにより、私自身ヒマラヤ聖者から選ばれ、その家族となり、サマディを成就してヒマラヤ聖者となり、ヒマラヤ聖者からの、人々を変容させなさいという依頼により、ディクシャを与え、サマディ瞑想やその他の秘法を伝授しています。

マントラによるサマディ瞑想によって、自然で安全にやさしく、修行をさらに確実なもの、年齢、体調に関係なく、すべての人への救いとして、それぞれの心身を浄め、気づきを深めて、才能を開花し、健康や幸福を得ることができるのです。それぞれの成就の目的を達し、さらに最高の目標に連れていくのです。この〝さとりへの道〟のプロセスを歩んでいただけるのなら、それがあなたにとって最高の宝物となっていくことでしょう。

さて、「いまに生きる」という状態を自覚するには、瞬間、瞬間を生きればよいわけですが、それを実践することは、容易ではありません。いまを生きるには、過去を片付けなければなりませんし、未来への思い、取り越し苦労なども、全部取り除いていかなくてはなりません。

過去のことを片付けるには、自分のなかにある執着をひとつずつ取り除いていく必要があります。人は、本当にいろいろなことに執着して生きています。

病気の人は、とくに薬に執着しています。薬といえば、緊急の場合、薬も必要ですが、それに依存して長く常用することは、自分のバランスをとる力を弱めてしまいます。ですからあまり執着してはいけないのです。

執着を取り除くうえで、サマディ瞑想はとても有効です。いちばん自然に無理がなく安全な修行法です。ただし、マスターより、イニシエーションという儀式を通していただいてはじめて効力を発揮して、もっとも安全に導かれるのです。サマディ瞑想は音の修行であり、アヌグラハクリヤ秘法瞑想などの光の修行、サンカルパヨガの意志の修行、バクティヨガの信愛の修行など、多くの修行法があります。

私は、その多くの修行法のなかから、あなたに合った修行方法を選び、順次、安全に進めていけるようにお手伝いをしているわけです。

そうして、いろいろな修行を通じて実践することによって、気づきを深め、内側を目覚めさせ、知恵をいただき、能力を高め、それらに執着せず、肉体を超え、心を超えていくことにより、いまに生きることができるようになるのです。

さとりの道へ～チベット巡礼

チベットは標高がかなり高く、空気が薄く、一般的な人の体には少なからず影響があります。そういうきつい状況のなかで、カイラスという聖なる山を3日間かけてパリカルマといって巡礼するためには、それなりの信仰心が必要なのです。

カイラスの雄大な地に立つと、澄みきった空気と、空の青さと水の青さ、それらはすべて純粋そのもので、そのなかに自分がスーッと溶け込んでいく感覚は、なんとも表現しようがないほどです。

しかし、チベットへはそうそう簡単に行けません。昔に私はチベットとカイラス山に4回、ヒマラヤの聖者とともに巡礼の修行の旅に出かけました。ラサから延々と3日間、ときに道なき道に車を走らせ、カイラス山の麓《ふもと》までランドクルーザーで行ったのですが、当時は道もなく、運悪く沼地に入り込んでしまい大変な思いをしました。

インドでは、シヴァというインド哲学、宗教でいわれるヨガをつくった神が、カイラス山に住んでいると信じています。カイラス山は、ヨガの人、仏教の人、ヒンドゥ教の人、ボン教の人の聖地です。

そこへの道は5千メートル級のチベット台地の道なき道を進みます。季節によっては、雪解け水がブワーッと流れ込んで、まるで川のようになってしまっています。そんななかを、ジープで立ち往生しながら、なんとか通り抜けたということもありました。

チベットは、そこに行くということが、まさに修行そのものなのです。インドの人々は、そこに巡礼として訪れます。日本にも四国八十八カ所の巡礼などいろいろありますが、それを自然環境のはるかに厳しいチベットで行うわけです。

チベット、カイラスへの巡礼は、大変厳しいのです。そこに何が待ち受けているのかわかりません。そんななかで私は過去、個人のカイラスへの修行を終えて、そんな困難が実現して、カイラスに人々を連れて巡礼もすることができたことは幸運です。

しかし、あくまでもヒマラヤやカイラスの宇宙は私たちのなかにあるのです。そこに澄みきった青い空、創造のエネルギーの源泉の存在が横たわる静寂があるのです。あなたの内側に、そこにガイドをしていくのです。

※注。ヒマラヤ聖者と行く「チベット・聖なるカイラス山とラサへの巡礼と瞑想の旅」
2001年5月27日〜6月17日

解脱をする

転生を終了させたいあなたは、
みんなのために生きたいと思うようになるでしょう

ヨグマタのお話をうかがい、自分が転生するのを終わらせたいと思いました。そのように修行していって、いいですね。

（24歳、団体職員）

それには、しっかりカルマを浄化させて、心と体から解放され、自由になるさとりの道に向かって進んでください。無限の存在につながるためにマスターのサマディパワーにつながり、自分のカルマを浄化していきます。

いまあるカルマを自分のために使うと、また、カルマを積み重ねることになるので、人のためにカルマを捧げるのです。そのためには、神やマスターにカルマを捧げるとカルマが昇華して、カルマから解放され、転生を終わりにさせていき、変容していくことができます。

そうして変容したあなたは、自分のためにだけではなく、本当にみんなのために、人々を心の苦しみと混乱から解放するために生きたいと思うようになるのです。

※カルマとは、人の行為のことであり、この印象はつねに心に刻まれ残存し、すべての行動に影響を与えているのです。

解脱するとはさとりを目指すこと

解脱するとはどういうことでしょうか。

（43歳、会社員）

サマディに入り、実際に真理をさとるということです。

それは単に知識のさとりではなく、変容して、体の死を超え、心を超えて真の自己になり、実際に変容し、体験していき、真理をさとるのです。サマディへの道はいろいろありますが、それをよく知るマスターのガイドが必要です。

サマディへの道に入るきっかけはなんでもよいのです。人それぞれであると思います。健康を取り戻すことでもよいでしょうし、仕事で成功を得ることでもよいのです。すべてはサマディへの道の途上で得られることだからです。

しかしサマディへの道の上に家をつくるのではなく、それらに執着せず、それらを超えて、サマディに向かって突き進むのが真の人生です。

つまり人生の最高の目標がサマディとなるのです。

本当の自分は誰なのか、人は誰もこの答えを深いところで望んでいます。

人がこの世に生まれてきたその源を知り、それは自分の成り立ち、小宇宙の成り立ちのすべてをさかのぼって、真理を知り、さとっていくことです。本当の自己になるのです。

さらにそれを超え、神のさとりを得、宇宙と一体となり、スーパーコンシャスネスとなるのです。その最高のさとりをアサンプラガティサマディといいます。

解脱とは、ただ心で理解する知識のさとりではなく、実際に変容していき、体と心と魂のすべてを知り、それを超え、死を超えるサマディをいうのです。

これは無種子三昧、アサンプラガティサマディです。心のある、思いのあるサマディは、有種子三昧、サンプラガティサマディといいます。

サンプラガティサマディはいろいろなステージのサマディがあります。それぞれが、種子がある、種子がないサマディとなります。種子とはフィジカルな対象、マインドの働き、エネルギーの働きのことです。

ビタルカサマディ、ニルビタルカサマディという、フィジカルなサマディの体験を経て、思いのサマディ、思いのあるサビチャーラサマディから、思いのないニルビチャーラサマディを体験し、それを超え、思いのない、根源の私というエゴの感覚のアスミタサマディ、さらにそれを超えて、喜びのサマディのアーナンダサマディを体験し、そして、それを超えてのアサンプラガティサマディとなるのです。

ヤマ、ニヤマの道徳の実践を行い、心を浄め、体を浄め、限りなく純粋となり、深く瞑想を行って、ひとつひとつのセンターと一体となり、それを超え、本当の自分になり、さらにそれを超え、本当の自分を創った神と一体つまりサマディとなるのです。そのなかにさとりがあるのです。ヒマラヤ秘教はそのための実践の教えを伝授します。

さとりのマスターの変容したエネルギー、サマディパワーは、アヌグラハという最高のブレッシングとなって安全に、楽に意識を引き上げていくのです。サマディマスターからのブレッシングは、このスピリチュアルな世界にない全くありがたい幸運です。神との橋となって神のエネルギーがマスターを通して伝授され、すみやかに浄化され、バランスがとれ、深い瞑想にガイドされ、解脱、さとりの扉を開きます。

本来、本当の自己に会い、それになることは、本来何生も何生もかかる、ヒマラヤ秘教の厳しい修行が必要であり、困難なのです。それをよく知る真のマスターなしにその道を進むことは不可能です。また仮にグルといわれるマスターに出会ったとしても、ほとんどの場合、その人がサマディヨギであることはありません。本当に純粋な人のみが、奇跡的にサマディマスターに出会い、マスターによって引き上げられるのです。

幸運にも私が真のヒマラヤ聖者たちの家族となりました。そしてヒマラヤ秘教の伝授を受け、サマディに達し、その上いま、解脱のエネルギーのシェアの、アヌグラハのブレッシングによりさとりへの道が最速となったのです。アヌグラハのブレッシングはこの日本にしかないのです。なぜならヒマラヤ聖者は降りてこないし、また出会うことはできず、たとえあったとしてもアヌグラハのブレッシングを与える興味はありません。それを与えるのは私の愛です。いま、その人が自他を幸福にし、自他の良いことのために生きるのなら、誰もがその恩恵を受けられるチャンスが到来したのです。

さとりを求めるプロセスで、人生に健康と喜びと成功をもたらします。あなたが望めば何でも願いがかなえられるのです。

単に静かな心を得るということではありません。個人の才能を伸ばし、内側の理解を深め、豊かさを得、家族の幸福を得て、社会での成功を得て、さらには、それらのすべてにとらわれず、さとりを得るのです。また、最初から解脱への道、さとりへの道を進む、そういう志をもつことができるのは素晴らしいことです。

しかし、あまり高い目標を掲げて頑張っても、途中で息切れしてしまってはなんにもなりません。人それぞれのカルマによって、違った向かい方があってよいのです。徐々にエンジンをかけられるときと、すぐかけられるときがあると思います。必ず実現できる目標を掲げて、それを次々にクリアするように、コツコツと歩んでいくこともできます。カルマにそって気づきをもち、深め、そのカルマを昇華して、進化していくのです。

興味はあるのですが、いまひとつ自分に確信がもてないようなところがあります。

（29歳、会社員）

真に価値ある道は示されているのです。あとは、信頼とともに秘法をいただいて実践をしていくだけです。自分を信ずるということです。

自分は単なる心や体の欲望を満たすために生きる存在ではないのです。人生は真理に出会い、意識を進化させることが生きていく目的なのです。自分のなかの普遍なものに出会い、平和と喜びを体験するのです。その道を歩んだ先達の話や実際にそうなった道を道具として使わせていただき、実践していくのです。

人間のみが瞑想ができ、自己が何であるかさとり、意識を高められる尊い存在であり、これを発見し、人類に希望を与えたヒマラヤの聖者や仏陀への尊敬が湧き上がります。生きることは、社会とか宗教とか両親とかの何かや誰かにマインドと体をコントロールされるということではなく、自分が自分のマスターになっていくのです。

自分が選択をして、歩み、その道の実践であなたはいろいろなことに気づいて変わっていくことができるのです。人生を豊かに、あなたの心と体をより豊かに活用できるのです。

私は、すぐ喜んだり悲しんだり揺れ動いてしまうため、そういうことにとらわれないようになりたいのです。

（33歳、店員）

自由な人、不動な人になりたいということですね。それは可能です。

習慣や教育などで、感情や思いを押し殺したままでは、不自由な人です。まず、それを開いて感情を解放させ、感じる力を取り戻します。いまは感情が強く、思いとともにあって、感覚と心に、感情が翻弄されています。

サマディ瞑想をはじめとして、ヒマラヤの秘法で感覚や心を浄め感情を浄化し、気づきが深まると、コントロールできる人になります。やがて心を超えて生きていくことが楽になり、すべてを愛の目で、見られるようになります。

自己のサレンダーと、マスターのアヌグラハのブレッシングの伝授により、すみやかに深い瞑想を楽しむので、修行そのものが楽しいのです。苦しくないのです。

かといって、瞑想ばかりしていて、何も仕事をしないのでは生活できなくなりますから、仕事は仕事でしっかり目標を掲げて、瞑想による充電したパワーと知恵を活用して成就し、さらにそのことに執着することなく、本質に出会うために瞑想修行を進めるという習慣を身につけていただきたいのです。

かなり理解できたように思います。でも、それ以前に、日ごろの自分のことを、どうしても考えてしまうのです。

（53歳、主婦）

それは、あまり考えないほうがよいと思います。あるがままを受け入れます。

さらに自分を信じ、いままでの心の常識で考えるのではなく、なんでもパッと魂のレベルからの直感でとらえるクセをつけてください。

人というのは、とっても大事なことを目の前にしても、その前にこちらをしてからとか、こちらのほうが先だからとか、いろいろ考えては後まわしにしてしまったり、エゴの判断に従い、すぐに動くことをためらったりするものです。ああでもない、こうでもないと考え、言いわけや逃げの思いに翻弄されると、いつまでも停滞し、進歩がありません。

誰もがさとりなど遠いことであり、さしあたってすぐに必要とするものに思えないのです。本当の価値がわからないとき、目先のガラクタの事がらが優先順位の一番となり、大切に思えるのです。

私にも覚えがあります。ヒマラヤの教えの前にやることがあるからとかなんとかいって、ためらっていたとき、マスターに、

「もう死んだと思ってやりなさい」

「いまこの瞬間が大切なのだ」

と戒《いまし》められました。そして、

「これをする前にあっちを片付けるなどということは、さとったあとにゆっくり考えればよい」

といわれました。

永遠の命をいただく。それが、いちばん最初に来ることなのです。これを味わってから、これを手に入れてからとか、成功してからなんていっていてはダメなのです。

何をおいても、最初にやることはさとることです。いまやらなければ、あとからでは決してできません。

もちろんその人のカルマによって健康を得たい、成功を得たいと望むのが一般的です。目標をさとりにすることで、その歩みが速くなり、健康も成功も思いのまま得ることができるのです。

瞑想はどんなに忙しくても自分にそれほどの意欲がなくとも、それは体の栄養と休息、心の栄養と休息であるので必要です。本当の自分に戻る営みです。ふだん、空気や水は、有難みがわからないのですが、生命体にとって大切なものです。あなたのなかに曇りの日から太陽がより輝き、水が潤い、肥沃《ひよく》な土地となり、すべてがうまく循環して、何もないクリアな青い空を得て、良いものを生み出す、それをつくり出す栄養となる営みが瞑想なのです。その深い瞑想を、心身をすみやかに浄化して起こすのが、ヒマラヤ秘教の教えとテクニックです。

そして、あなたが決意さえすれば、ほんのわずかな時間からそのことを得ていくことができるのです。

終わりに

私たちは社会生活を営むうえで、何が良くて何が悪いかについては、おおよその共通認識をもっています。それによって、社会の秩序は保たれ、混乱が起きないように守られているのです。

悪いこととしてまず思い浮かぶのは、人を傷つけることです。

しかし私たちは、そうした行為が相手を苦しめると同時に、自分自身をも苦しめているという事実に、あまり気づいていません。人を傷つけたつもりでも、実は自分自身を傷つけてしまっているということです。しかもそれは自分のなかでトラウマとなり、その後の人生に、大かれ少なかれ差し障《さわ》りをもたらすことになるのです。

ということは、その反対に良いことをすれば、それは相手を喜ばせるだけでなく、自分自身をも喜ばせることになります。つまり、良いことはそっくりそのまま自分に返り、自分のなかに平和と愛と信頼をもたらしてくれるということです。

あなたは、自分自身の心の性質を、誰よりもよくご存じでしょう。自分にとって、理想的な心とは、どういうものであるかということについても、よく知っておられることでしょう。

それにもかかわらず、あなたの心がさまざまな欲望にとらわれ、いつも何かに執着していたならば、あなたの心のなかに、欲望が渦巻いていたならば、あなたは依然としてエゴのレベルにとどまっているということです。

捧げ与えるだけでは、自分が損をしてしまう。何かを与えると、自分のなかの何かが減ってしまう。こんなことをしていては、時間がもったいない。まだ、そのように思っていたりしませんか。

考えてもみてください。

誰もがエゴをむき出しに、我先にと走り、時間は自分のためだけに使うものだと思い、自分が正しければ人がどう思おうとかまわないと考えたならば、はたして社会生活が成り立つでしょうか。社会の秩序を保つことができるでしょうか。

食事は、この時間でなければダメだ。この部屋は、これ以外に使ってはいけない。そのように、一緒に生活する者同士が主張し合えば、お互いに相当のストレスをかかえ込んでしまうでしょう。

そんななかで、たとえあなたの主張がまかり通ったとしても、そうした生き方は、あなたを自由にするどころか、逆にあなたを身動きできないように縛りつけてしまうことに、あなたは気づかなければなりません。物ごとやさまざまな心のとらわれから解放されてはじめて自由を得ることができるのです。つまり、与えるという行為が即効性を示し、執着から自由になれるのです。

与えるということは、何かを手放すということです。

何かを手放すということは、何かを捨てるということです。

この手放す行為が意識レベルを高めるために重要です。ほかの人の依存になるのではなく、意識のレベルが高まるこの行為がよいのです。最初にお布施をする、奉仕をする、そのことで執着が外れ、大きな心の人になるのです。

それを繰り返していくと、心が自由になり、内側の豊かさを得て、最後には、心を外し、自分自身をもなくしていくということにつながります。そうすることで深い瞑想が起きるのです。

さらに自分の内側に入り、心のとらわれをなくし、静寂になり、全体になるという行為が、瞑想なのです。自分のすべてを浄化し、調和をはかり、体を知り、心を知り、魂を浄化し、執着から自由になり、それらを超えて、さらに神と一体になっていくのです。自分の源に還り、本当の自分になることです。

瞑想は、あなたがどこにいようと、いつであろうとできます。あるがまま、無心で座りつづける行為であり、本当の自分にサレンダーするという、自分のすべてを投げ出さないとできない行為です。

ヒマラヤで瞑想を行うのは洞窟で行うのがつねですが、ときにそこに熊が来たり、蛇が現れたり、突然雪崩が起きたりします。雪に埋もれ、寒さで、凍傷になったりもします。そんなリスクをかかえながらヒマラヤの聖者は修行したのです。

手を上げたまま何十年も修行をつづけている聖者の話がありました。彼は、痛みを超え、喜びの人となりました。手が凍傷になり腐ってしまってもかまわないと思っています。それほどの決意が必要ですが、彼にとって肉体など、もうどうでもよいのです。そんなことをとっくに超越しているからです。

私はそうした苦行を、みなさんもしてくださいなどといっているわけではありませんし、勧めているわけでもありません。そういうことをしなくても、やさしく科学的にさとりへの道を歩くことができるということを、知っているからです。瞑想は安全に、たしかに導かれなければなりません。座る安全な場所の確保でさえ、家庭環境によっては、家族の協力がないと難しいのです。それを進めていくのには、正しいガイドが必要です。そして、環境が必要です。そうして、瞑想に入ることができます。サマディ瞑想は、心と体と魂を整えます。そして、自分が整うことで、まわりも整っていくのです。

まず、最初に日々の行いにおいて、少し行為を整えることに意識を向けます。つねに良いこと、愛あることを選択していくだけで十分なのです。これは、気づいていく瞑想になります。ひとつひとつの自分の行動を見つめながら、それは自分を大切にしている行為なのか、自分を愛する行為なのか、自分にとって良いことなのかを、意識していくだけでよいのです。

意識すれば、そこに気づきが生まれます。もしもあなたが、いまの行為は自分を大切にしていないし、自分にとって良くないことだと気づいたらば、それを修正していけばよいのです。そうやって、良いことをしていく機会を増やしていくのです。

その際に、心がけていただきたいことがあります。

それは、自分の行いに対し、けっして見返りを期待しないということです。褒めてもらおうと思ってはダメです。期待をすれば、見返りがないと不満を抱きますし、褒めてもらえないことが苦しみとなって、残るからです。

ですから、見返りを期待せず、すべては自分のためにしているのだという強い意志をもって行うことです。また、強い意志のもとに、あくまでも無心で瞑想を行い、無心で生きるのです。たとえあなたを誰も見てくれていなくても、褒めてくれなくても、です。

人はつねに誰かから何かを得たいと欲し、受け取ります。それは、自分が満たされていないからなのです。目が外に向いているからなのです。本当のところ、最初から満たされているし、神は人を愛しているし、神はちゃんと認めてくださっています。グルは愛してくださっているのです。それに気づいたなら、いや、気づくことは実際の体験ですから、後になると思いますが、信じられたなら、あなたの心はその瞬間から平和に包まれていくでしょう。

そうです、何より大切なのは、真理に向かって歩きはじめた自分自身を信じることです。自分の本性を信じ、真理の教え、自然の法則を信じるのです。

見えないものを信じ、変化しないものを信じ、永遠の魂を信じてください。永遠に変化しないもの、宇宙の創造力、その向こうにあるもの、大いなる存在を信じることです。その存在があなたに恵みを与え、生かしてくれているのです。

自然はさまざまな恵みを与えてくれているのです。

国も人もいろんなものを与えてくれているのです。

それらすべてを、いちどには信じられなくても、あなたが納得し、信じられたものから実践していけばよいのです。サマディ瞑想をして、少しでもリラックスしたなら、あなたの内側が整ったのです。それは、混乱のまま生きるより、整ったほうがよいのですから、その結果を信頼し、先に進んでいくのです。納得できなければ、無理に信じる必要はありません。やめればいいのです。誰の助けも要らないと考えるなら、それはそれで仕方ありません。あなたの心がほどけ、理解が深まることを待つしかありません。

自分のためにやってみましょう。新しい生命をいただくのです。すべては自分自身が気づき、選択していくことだからです。

生きる道で、人ももののも変化します。変化するものは、どんなに執着しても、いつかは滅び消え去っていくものであるという事実だけは、いつもあなたの中心においておかなければなりません。

すでにあなたは、真実の道を求めて歩き出したのです。おいしいものを食べ、寝たいだけ寝て、やりたいことだけをやって、きれいな洋服を着ていれば満足という生き方ではなく、すべてを創りだす源の存在のルーツに戻り、再生を得る、すべてを知る。全体を知るため、覚醒するために、本質の品格を得るために、知恵の人、愛ある人、とらわれない自然で自由な人、平和な人、何でもできる人になることができる、そのための道、本当の自分を知るために生きていくという道を選ぶのです。

真理の言葉、真理の法に出合い、宇宙の法則、自然の法則に気づき、信頼するのです。あなたのなかに、すべてを知っている存在があるのです。そして、真理を知ったサマディマスターに出会えることは幸運です。

マスターを通じて、あなたがあなたのなかのさとる存在、仏陀と一体になれたなら、あなたのなかに、もはや決して曇ることのない晴れやかな空を見つけることができるでしょう。

あなたは、もはや永久に曇ることはないのです。

ヨグマタ　相川圭子

ヨグマタ 相川圭子（ヨグマタ　あいかわ　けいこ）
女性として史上初のシッダーマスター（サマディヨギ・ヒマラヤ大聖者の意）。現在、出会える世界でたった２人のシッダーマスターのひとりで、5000年の伝統を持つヒマラヤ秘教の正統な継承者。1985年、伝説の大聖者ハリババに邂逅。高度5000メートルを超えるヒマラヤの秘境にて死を超える修行を重ね、神我一如の「究極のサマディ」（究極の悟り）に到達。1991～2007年の間に計18回、インド各地で世界平和と真理の証明のための公開サマディを行い、社会に貢献。その偉業はインド中の尊敬を集める。2007年にはインド最大の霊性修行の協会「ジュナ・アカラ」より、最高指導者の称号「マハ・マンドレシュワリ」を授かる。アメリカ、ヨーロッパ等で講演を行うとともに、祝福を与え意識の進化をサポートする。日本では幸せと悟りのためのコースを開催。高次元の愛と叡智（本当の自分につなげ変容を起こさせるディクシャというサマディパワーと音の秘法の伝授ほか各種秘法伝授）をシェアし、人々の意識の進化と能力開発をガイドする。主な著書に『心を空っぽにすれば夢が叶う』（講談社）、『宇宙に結ぶ「愛」と「叡智」』（講談社）、『魂を浄化するたった１つの方法』（角川書店）。ほかにはNHK CDセレクション『ラジオ深夜便　ヨガと瞑想の極致を求めて』などがある。

問い合わせ先
ヨグマタ相川圭子主宰 サイエンス・オブ・エンライトメント
TEL：03-5773-9870（平日15～21時）
ヨグマタ相川圭子公式サイト（HPより）　http://www.science.ne.jp
サイエンス・オブ・エンライトメント公式ツイッター　http://twitter.com/himalaya_siddha
ヨグマタ相川圭子フェイスブック　http://www.facebook.com/yogmataaikawakeiko

ヒマラヤ聖者の超シンプルなさとり方

第1刷　2009年7月31日
第7刷　2016年6月5日

著者　ヨグマタ 相川圭子
発行者　平野健一
発行所　株式会社徳間書店
〒105-8055　東京都港区芝大門2-2-1
電話　編集（03）5403-4344／販売（048）451-5960

振替　00140-0-44392
本文印刷　本郷印刷（株）
カバー印刷　真生印刷（株）
製本所　大口製本印刷（株）

ISBN978-4-19-862760-7